進行がん
ステージ4でも
怖くない

大田 浩右

時空出版

進行がん　ステージ４でも怖くない　目次

闘病編

治療編

4 私が選んだゲルソン療法 153

資料編

はじめに

ある日突然、がんの宣告を受けると、人は誰しも衝撃を受ける。医師である私も、例外ではなかった。尿管がんの告知を受けた時は、頭の中が真っ白になった。右往左往する心が少し治まってくると、治療をどうするか、残された時間をどう生きるか、またどう逝くか、真剣に考えた。71歳の独居老人にとって、がんと闘うか、闘わないか、進むも退くも、どちらも難しい選択だった。

どうしても生きたい理由を見つけた

医者になって四十数年、多くの経験をさせてもらった。脳外科医としてのさまざまな手術経験のかたわら、外来診療中に出会う、難治性のてんかん、難治性の頭痛・めまい・しびれなど、他の医療機関では治らないで来院した患者さんから多くのことを学んだ。私はこれら難治性の症状を、「脳過敏症《のうかびんしょう》」と称し、その理論と実際を若い医師たちに書き残したい使命感を持っていた。

治療の選択で葛藤をしているうちに3年の時間が経ち、ステージ4となってしまった。この時になっても脳過敏症の本を出版したい目標に燃えていた。

さらに、もらった余命を覆してみたいという途方もない意欲が湧いていた。この生きたい願望が、発病以来、私を支配していた強いうつ感情を追い払い、前向きな姿勢に変えてくれた。

この頃から、闘病日誌をブログでこまめに書くようになった。気が付くと相当な量になっていた。このブログを闘病記にして出版したらと周囲から勧められていた。寛解※をもらった今、私と同じように闘病中のがん友に、少しでも参考になればと、出版することにした。

※寛解（かんかい）　治癒の意味ではない。病気の症状が一時的に軽くなったり、消えたりした状態のこと。そのまま治る可能性もあるが、再発したり悪化することもある。

闘病編

プロローグ　発病前の私と妻

夫婦お互い還暦を過ぎて、妻との話題は老後をどう過ごすかであった。二人力を合わせて作った病院は長男に譲り、私は小さなクリニックを作って病院を出ようという、妻は、七大陸最高峰制覇を目指し、エベレスト登頂に挑戦したいという、二人は各々の目標を持っていた。クリニックの図面が出来た頃、妻はエベレスト登頂に出発した。しかし、2004年5月20日、エベレスト登頂成功後、下山中の事故により突然、逝ってしまった。四十九日の法要のため、次男とネパール、カトマンズから登頂し、エベレストの標高5500メートルのベースキャンプに石積みの記念碑を建てた。下山し、カトマンズのラプチ・ツワル寺に滞在中、急な体調不良に陥った。

帰国後、精神的にも肉体的にも落ち込んだ日々が続いた。突然、日常の生活が激変したわけである。独りの寂しさに加え、3度の食事に困った。気分を紛らわすため、仕事に没頭し、明神町に新設したクリニックを軌道に乗せるために頑張った。この6年間はとてもしんどかった。妻の七回忌の法要を終えた2週間後に血尿で発病した。

2010年6月　突然の発病

アップダウンの激しい往復40㎞のサイクリングに仲間と挑戦した。祝杯のビールの後、トイレで真っ赤な血尿にびっくりした。慌てて受けた検査の結果、尿管がんの疑いが強いと診断された。母校の大学病院を受診し、尿管がんと診断確定し、早めの手術と抗がん剤による化学療法を勧められた。妻の法要を済ませた直後の発病であった。3度の食事すら大変な独居老人が、がんと闘えるのか、不安と疑問がせめぎあっていた。

どこを探しても、その時の自分に、がんと闘う自信はなかった。妻なしでの闘病は到底考えられなかった。眼の前に相談する人がいないという孤独感から、1か月の間、茫然自失で何も手につかなかった。がんになったと騒ごうにも、一緒に騒いでくれる妻がいなかった。妻の亡き後、なんとか6年間を生き抜いた自分が愛おしく、70年の人生、よく頑張った、悔いはない、もうこの辺でいいじゃないか、そんな抑うつ的な気持ちが繰り返し繰り返し押し寄せていた。

医師に手術治療を説得される

突然、何の前触れもなく生じた真っ赤な血尿だった。尿管がんと診断された当初は、頭の中は真っ白、パニック的な状況にあった。専門外の病気への知識も乏しかったが、それでも尿管がんは悪性度の高いがんだと知っていた。孤独な独居老人に、がんと闘う気力はなかった。三男に、潜艇部の後輩で大学の泌尿器科医のSがいるので会いに行こうと誘われた。Sは、「尿管がんに間違いない。たとえ手術で摘出して、その結果がんではなく、砂があったとしても手術すべきである、それほど尿管がんは動きが速い、疑わしきは罰した方が良い」と強く主張した。

私は治療への葛藤があったので、がん患者自身が、どのようにがんと闘っているのか知りたかった。近くの書店へ闘病記を探しに通った。買った本は夢中で読んだ。読んでみると、やはり支えてくれる家族、良い医師に恵まれた人がサバイバーになっていた。今の自分には、頼れる家族はいない、主治医もいない。何人かの医師に治療依頼の打診をしたが、お互い医師であるからか、あまり関わりたくない、敬遠される雰囲気を感じた。残念なことに、頼りたい同輩や先輩はすでに引退していた。相談する相手は、はるかに若い後輩ばかり、彼らが遠慮するのもわからないではない。巷《ちまた》の闘病記を読みあさるほどに、妻のいない不安はますます強いものとなった。闘病を支えてくれる家族のいない自分にとって、手術はさておき、しんどい抗がん剤治療を受けるのは無理に思えた。

2010年8月　逃走は 命を守る大切な選択肢かもしれない

私は若い頃から、逃げ足の速い男であった。これは無理だと判断したら、即逃げる。これは私の哲学だった。発病（血尿）から2か月、葛藤の中にも、化学療法は避けたいという気持ちが強くなっていた。だから、治療からの逃走を正当化してくれる闘病本を探していたのだと思う。8月の終わりには、ますます無治療に傾いていた。無治療の話をすると、仲間医師から、そんなばかな話はない、と叱責された。自分の選択は間違っていることを自覚していたが、「生きたくないパワー」に支配されたまま時間が経っていた。そんな折、YouTubeでスティーブ・ジョブズの講演を見た。なんと、膵臓《すいぞう》がんのジョブズは、無治療を選択していた。発病から6年たち、スタンフォード大学で講演していた。

とはいえ、発病する少し前の『文藝春秋』に近藤誠の記事があったことを思い出し改めて読んでみたが、がん治療から逃走したい、化学療法の嫌いな人には都合が良いことばかりが書いてあった。さすがにこれは極端な考え、患者の書いた闘病記の方が、はるかに真実味があると思った。

影響を受けた本

私は、多くの闘病本に感銘を受けた。中でも、2人の医師の闘病記、武見太郎先生の闘病記と吉田富三先生の『私伝吉田富三　癌細胞はこう語った』は読み応えがあった。吉田肉腫で世界的に有名な吉田富三は、がんと共存できることを示唆していた。彼は、抗がん剤の副作用と思われる間質性肺炎《かんしつせいはいえん》で70歳で急逝している。当時の癌研究所における吉田富三賞は、若手研究者の目標だった。私は吉田の別の顔に興味を持っていた。1964年、医師の社会的評価の低落を嘆き、真の医療とは何かを問いたいと、武見太郎の対抗馬として日本医師会長選に立候補し、世間を驚かせている。当時読んだ、彼の立候補声明の内容に私は感銘を受けた。歳月過ぎて、がんとの共存を示唆する吉田の本を読み返した。

自分なりの闘病記を残したい

私が最初の病院を開業して4年目の1982年秋、親しくしていただいた武見太郎先生から電話をもらった。しばらく会っていないので、東京に出てこないかというお誘いであった。「君の病院にいる大学非入局の医師と、働きながら看護学校に通っている准看学生に会ってみたい、元麻布の自宅へぜひ来てほしい」と言われた。若い医師2人と、准看学生1人を連れて4人で伺った。久しぶりにお会いした先生は、驚くほど痩せておられた。聞くと、術後、フェットリーゼ※を起こして困っている、胃がんから胆管がんになって入院していたとのことであった。その時の経験を本にしたいと、今、闘病記を執筆中だとおっしゃった。「君は医局制度と准看問題に関心があったね」とおっしゃり、「君もそのうちに医師会に出てきなさい」「自分が病気になって、気付いたことがある。それは、知ることは最大の防御ということだった」など、話してくださった。

この日がお目にかかった最後になった。武見先生の闘病記は『ベッドでつづった病人のための病人学』。これほど立派なものは書けないが、私なりの闘病記を書きたいと思った。

※フェットリーゼ　手術後の創部の脂肪が融解し、瘻孔《ろうこう》（体内に自然にできた排出路）を作るという意味のドイツ語。

2010年9月　無治療の場合の余命を聞く

がんの診断から3か月経った。治療をせず、がんと共存し自然に任せた場合、残された時間はどれくらいかを知りたかった。あれこれ伝手《つて》を頼って、3人の泌尿器科医にセカン

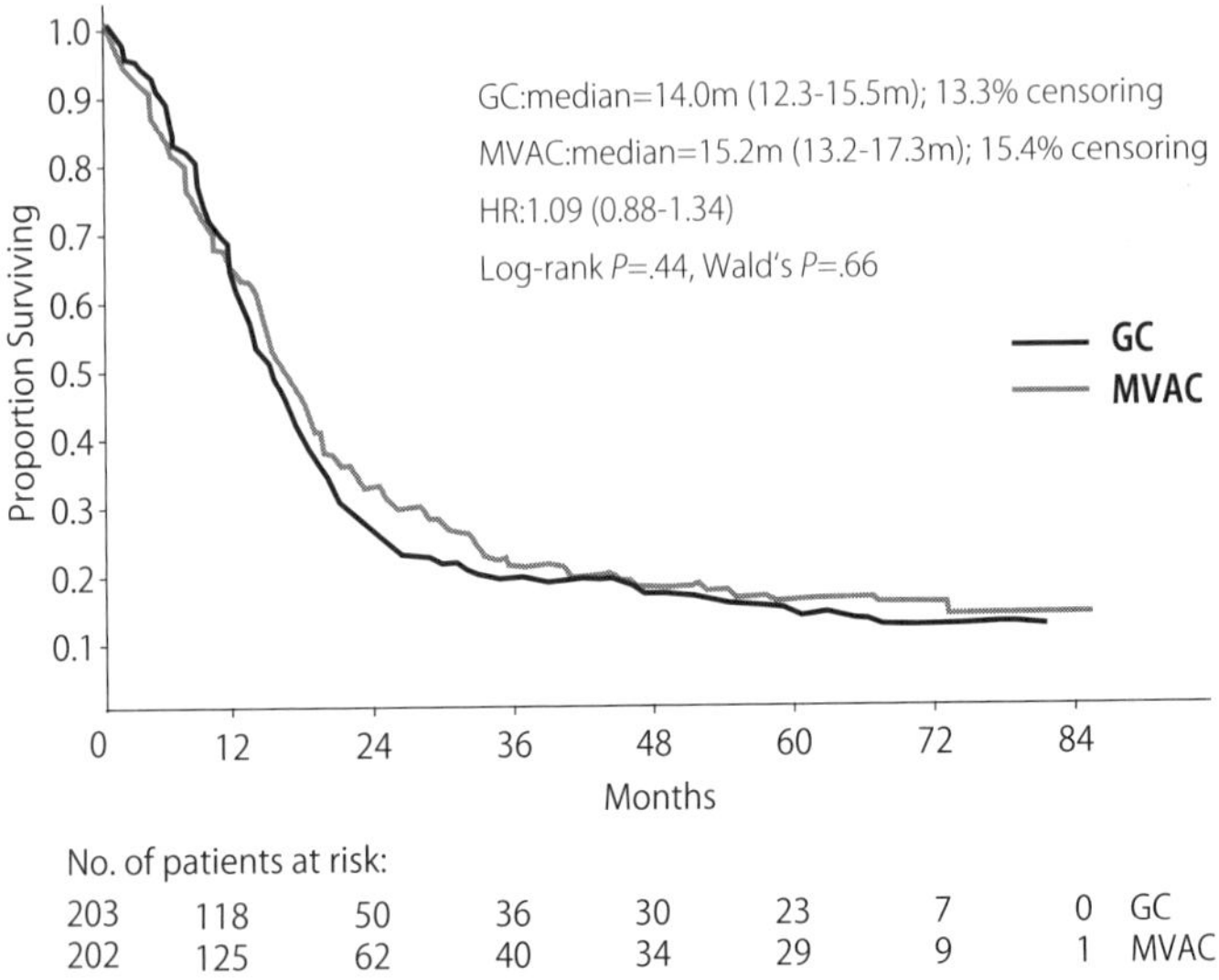

『クリニカル・オンコロジー』誌掲載の膀胱がん患者のカプランマイヤーの生存曲線[1)]

ドオピニオンをお願いした。１人目の病理学出身の医師は、「尿管がんの悪性度は高く、多くは多発性に見られ、進行の速いタイプは半年位なので、即治療を受けるように」と言った。２人目の現役の泌尿器科医は、「悪性度が高く、骨、肺に転移する率が高いので、早めに治療したほうがよい。無治療の場合は１～２年」３人目の引退した老練な泌尿器科医は、「あなたの年齢からすると無治療でも２～３年はもつでしょう。ただし尿管が閉塞《へいそく》し水腎症《すいじんしょう》になると腰や背中の痛みのため、手術を受けざるを得なくなります。結局は手術を受けるようになるのだから、早めに受けられた方がよろしい。念のため、抗がん剤治療は受けてもいいが無理しないように」と2005年の『クリニカル・オンコロジー』の論文を教えてくださった。セカンドオピニオンを聞いた結果を仲間に話したところ、それみろと仲間は手術を勧めてくれた。しかし、私は一向に、治療に気持ちが向かず、時間ばかりが経っていった。

このグラフで見ると、膀胱《ぼうこう》がんの治療後3年間、抗がん剤治療をしても、生きることは20%の狭き門。尿管がんは膀胱がんより患者が少なく、生存率曲線を発表した論文は見つからなかった。（タテ軸は生存率、ヨコ軸は月数。GCとMVACは抗がん剤療法）

1) Von der Maase H. et al. Long-term survival results of randomized trial comparing gemcitabine plus cisplatin, with methotrexate, vinblastine, doxorubicin, plus cisplatin in patients with bladder cancer. J Clin Oncol. 2005. Jul 20:23 (21): 4602-8. 図1より。

精神科医に 喪失性うつと診断される

発病して、仕事に対する急ブレーキを踏んだ。ゆっくりと人生について考える時間をもらった。この頃、空港の書店で、城山三郎の『そうか、もう君はいないのか』に出会った。自分の気持ちを代弁してくれているようであった。病院を息子に譲り、妻を失い、親友を亡くし、愛犬を失い、やりきれない気持ちのなかでの発病だった。友人の精神科医は「君の無治療選択は喪失性うつによるミステイクだ」と言った。確かに、妻に先立たれてからの6年は抑うつ状態にあったせいか、親しかった友人とも疎遠になり、人間関係は希薄になっていた。息子たちとも疎遠だった。息子は周囲に、しっかり者の親父のことだから、自分の病気は自分で采配すると言っていたらしい。妻の献身的な愛に応えていなかった自分への罪悪感、自分の考えに固執した人生への反省と怒りは、発病と共に噴き出したように思える。がんという死病をもらい、これをきっかけに、よりうつ気分に入り、生きたい気力を失った。振り返れば、喪失性うつというより、むしろ、妻がいない生活、自分で作り上げた病院を出た生活への適応障害だったのでは、と思ったりする。

死んだことがないから　わからない

もう生きなくてもいい、いつ死んでもいいと思いつつも、死ぬのはなんとなく怖い。余命告知でもらった最大の時間3年を目指して、無意識に健康生活を心掛けるようになっていた。毎日、減塩の病院食を食べ、1日の塩分量6gを意識した。朝は、無糖ヨーグルトに野菜や果物をミキサーにかけた特製スムージーを作って飲んだ。アルコールはそれなりには控えていたが、ストレスが溜まると暴飲した。一番がんに効くのは睡眠と運動と思っていたので、暇さえあればトレッドミルで、インターバル走法を1日数キロ行っていた。消灯時間をきちんと決めて、早寝を心掛けていた。死んでもいいと口では言っても、やはり死にたくはない。検査、治療をどうするか、自問自答を繰り返していた。

2010年10月　石垣島へ転地療養

妙なご縁で、石垣島の川平吉原の国道沿いで八重山そばやうどんを出す軽食食堂の持ち主と知り合った。店は中2階の質素な平屋だった。建物は粗末だったが、海辺のロケーションが良かった。その建物を持ち主が売り急いでいたので、市価の半値で買えた。残りの生きている時間、ここでオゾンをたくさん吸ってのんびり過ごせば、少し長く生きられるのでは、と思った。人が住めるようにするための工事をやみくもに急いだ。床を張り替え、サッシを入れ、風呂を作った。住民票も移した。食事を頼む女性を探し、減塩食を作ってもらった。

死んでもいいと言いながら、生きるためにオゾン転地療養を試みたりして、言うこととやることが矛盾していた。まさに心の葛藤そのものが表れていた。周囲は相当、苦笑いしていたものと思う。誰にも相談しない、一人ぼっちの引っ越しだった。

2010年11月　葛藤の中で 72歳の誕生日を迎える

72歳の誕生日を迎えた。その頃の家族身内は、私の病気に対し驚くほど無関心であった。がんを経験した姉が唯一、親身になって心配してくれた。闘病を支えてくれる家族は自分にはいないという現実を、改めて実感した。

心の闇には、孤独とは別の意味もあった。自分の人生を振り返ってみると、社会に反発し、自分流の正義に固執し、敵を作った。社会、医療の実態に多くの疑問と陰謀を感じ、腹を立て、世間を狭くした。家では自分流の子育てを強要し、父親らしいことをできていなかった。結果として、自分に何が残ったのか。自分の帰りを待ってくれる、愛する家族はもういないのだ。そこには満足、納得はなかった。強烈な反省と自分への失望と怒り、深い孤独感が渦巻いていた。澄んだ悟りとは程遠い、早く終わりにしたいという嫌悪感のようなものがあった。最大の葛藤は、片方で諦めつつ、もう片方で本当に治療しなくても良いのか、本当に死を受け入れられるのか、まだ間に合うのではないかという自分がいたことだ。顔が歪んでいた。

発病して思うことは、戦中戦後の幼少期の食糧難、焼夷弾《しょういだん》から逃げ惑った空襲、干拓地に入植した百姓の苦労、結婚し子育ての苦労、小さな病院を作っての苦労、72年間、自分は随分長いこと荒野を走り続けてきた気がする。ゴールもないのに、ただ夢中で走った。もう走るのは止めて、時間の流れに身を任せ、様子を見たいという気持ちが強かった。だが反面、治療への葛藤は続いていた。

私にとって 家族とは

私には3人の息子がいる。父親として、子供の頃は世間並みに可愛がった。反抗期に入ると、我が家も色々な問題が起きるようになった。母親は賢かった。早々と、「私は中学校からは子育てに関係しません」と宣言していた。したがって、学校問題は私が一手に引き受けた。学校からの呼び出しには、仕事をやりくりし飛び出していった。私の子育ては有名だったのか、某私立高校に子育ての講演を頼まれた。高校時代に手を焼いた息子から、その講演会へのコメントをもらい、これを読み上げたところ、生徒たちから拍手をもらった。もう1人の息子は、日本の教育制度に批判的で、高校在学中、留学生試験を受け、突如米国の州立高校に行ってしまった。幸いにも、卒業後は日本の大学に戻ってきた。３人の息子は、みな立派に成人し、仕事に忙しく、３人の嫁も子育てに忙しく、私の病気と付き合う余裕はまったくないように見えた。私の友人知人は、子供さんたちはあなたの病気のことを心配しておられますと言ってくれるが、どうみても、物理的に私の世話は無理に見えた。どうしたら家族の絆を保てるか、妻の亡き後、毎月家族での夕食会を開くなど、私なりの努力はしてきた。不器用な父親にとって、家族とは何なのか、子供の心をとらえるなど、方程式のない謎であった。

私に無関心な息子たち

それでも私の72歳の誕生日は、３人の息子たちが祝ってくれた。多少のことはあるが、自慢の息子たちは世間的には並み以上の出来栄えと思っている。かつて息子たちは皆、「結婚したくない病」にかかっていた。勉強して技術を磨く時だから、今は結婚できないと言い訳していた。早く結婚した私は、夫婦とも子育てに一生懸命で、国際学会の話、米国留学の話などがあっても、到底行くことは無理であった。若い頃、研究者の道を考えたこともあったが諦めた。

息子たちは幸せで、私の存在を忘れたいかのように見える。私がいなかったら、大学の選択、仕事の選択、嫁の選択など、違った形になっていたであろう。私なしに息子たちの今は考えられないと思うのは、私だけなのであろう。仕事、仕事と週末もろくに子どもと遊んでやらなかったツケがまわってきたと思った。人生はやり直しがきかないから、仕方がない。発病の4年前、病院を譲って以来、長男との意見の衝突が目立つようになった。完全に息子と袂《たもと》を分かった先輩がいる。彼が言った「親は時として子供にとって害になる、時には敵になる、だから俺は別の町に住んでいる。もう何年も息子の顔は見ない。おかげで、のんきに生きている」との言葉を思い出す。

妻が亡くなってしばらく経った頃、妻を亡くしたことは、家族を失ったことだと気付いた。妻が居た頃は、何も言わなくても、息子たちの家族が集まってきた。ところが、私1人になったら、誰も来なくなった。見事な変化であった。寂しいので、月に1度、日曜日の夜、私が号令をかけた時だけ集まるようになった。来ても、食べるものは何もないのだから、各家族、平素の夕食を持参してもらうことにした。習慣になってほしいとの願いは叶わず、家族の足は次第に遠のいた。かなり大きな号令をかけても、全員は集まらなくなった。

親の断捨離

『楢山節考』という小説がある。貧しい農村で老いた母親が、自ら申し出て息子に背負われて深い山へ捨ててもらいに行く話だ。畑仕事ができなくなった老婆は、食べ口が1人多いだけで家族にとっては何の役にも立たない。親は、口減らしのために、自らを姥捨て山に捨ててもらうという話である。今も大半の人は貧しい時代。親の面倒を見るだけの力を持たない子どもたちが増えてきた。年金で食べていける間は面倒を見てもらえるが、それすらも怪しくなってきた。施設に入れたいが、年金が足りない。家にいてもらっても食べ口が1人分いるだけで、何の役にも立たない親を、子供たちは見捨てる時代になった。認知症の高齢者に胃瘻《いろう》などの延命措置を行うことの是非が議論されているが、一部には、親の年金をあてにして、子供が希望する場合もあるらしい。極端なケースでは、親が死んだことを報告せず、遺体をタンスに入れて年金を受け取っていたという事件もあった。

私は25年ほど前に、アメリカへの医療視察のツアーに参加したことがある。施設のスタッフが言うには、この老人ホームの前のベンチに年寄りが1人、ポツンと座っている光景が見られるようになった。この年寄りは、身元の分かる物は一切なく、身の周りの物を持っているだけだった。最初の頃は、施設に入れて面倒を見たが、次々、年寄りがやってくるので、これは変だと気付いた。男性の老人が多く、女性は認知症の人が多かった。老人たちは家族から捨てられて、ベンチに座っていたのだ。今後の事態に備えて老人ホームは、周囲に置いていたベンチを撤去したり、門を閉鎖して、勝手に施設の中に人が入らないようにするなど、捨てられ老人の対策を始めたそうだ。今まさに、日本は25年前のアメリカと同じような現象が起きつつある。幸運なことに、私自身は老後の蓄えもあり、息子に迷惑をかけることはない。しかし、息子たちにとって私の必要性は大きく減ってしまった。そういう意味で、私のような老人は、存在することが煩わしいということになる。『もう、親を捨てるしかない』というタイトルの本が最近出版された。やれやれ。

新しい家族への模索

私は血縁の家族にこだわってきた。頼りになるのは家族という言葉に憧れ、そうに違いないという呪縛にとらわれていたように思う。家族を美化しすぎていた自分にとって、現実は厳しいものであった。友人に愚痴ると、家族ぐらい当てにならないものはない、俺なんかとっくに諦めている、危害を加えてくるような身内すらいるわけだから、無関心はまだいいほうだと言い切った。彼らの話を聞くと、そんなものかと妙に納得する。しかし現実問題として、病気と闘うには支えてくれる家族の存在が必要だ。ならば、親しい隣人、知人の中から、新しい代替家族を作っていかざるを得ない。長年、共に働いた親しい退職職員を中心に、私のニューファミリー作りが始まった。

2011年1月　見えなくなった病巣

発病から半年、この頃、検査するたびに病巣は縮小し、ついに消えてしまった。闘う気持ちのない自分にとって、誠に好都合な検査結果であった。画像診断をしてくれたT医師は、極めて優秀な放射線科医であったが、画像検査で消えたように見えたのは、がんが崩落して、がんの周囲に生じていた反応性炎症が消退したために、映らなかっただけなのかもしれない。尿管の壁の中のがんは、しばらく休眠していると考えていたようだ。

この頃の私のクリニックには患者が押しかけていた。自分の作ったクリニックを見捨てることは、どうしても出来なかった。私は間違いなく働き過ぎ、疲れていた。この疲れはがんには決して良くないと思っていた。だが、やめられなかった。

疲れると仕事を休み石垣島に帰り休養していた。

２０１１年２月　がんはあるの？　年明けの検査でますます迷う

不安と葛藤の中、改めて検査を受けることにした。出血の原因は尿管への石か砂だったのではないか、もう少しよく見てほしいと画像診断をしてくれたT医師に食らいついた。なんの兆候もなかったので、あのがん騒動は何かの間違いではないかと思ってみたり、そんな甘いことはないと思ってみたり、葛藤しながらも、今回は少し騒いでみた。悪夢なら醒めてほしいと思った。結局、画像診断所見では明らかな病巣は見当たらないが、尿管がんの疑いは依然として残っていた。尿の細胞診も相変わらず月に2回出していたが、全て陰性だった。がんはあるのか、ないのか、あるならどこに隠れているのか、いらいらしていた。開けてみないとわからない、砂であったとしても、開けて尿管を見た方が良いと強く言い切った後輩のS医師の言葉を反芻していた。

この頃、助かるには食べものを変えなければと、何の本で読んだか、ヨーグルトにバナナ、セロリ、ニンジンなどの野菜を入れてミキサーにかけた、妙な味の特製スムージーを作り、朝晩、３００ccを飲んでいた。仕事を減らすため、石垣で過ごす時間を増やし、家政婦に1日６gの減塩食を作ってもらっていた。オゾン療法のために引っ越した海のそばの家で過ごし、毎日、海で泳ぐなど、自分なりの自然治癒力を高める治療に必死に取り組んだ。家族のために一生懸命働いて、自分なりに子育ても懸命にやったのに、気が付いたら、誰もいない。たった一人の闘病に、自分の人生はなんだったのか、牧伸二の「やんなっちゃった節」と同じ心境だった。医者として、がんだという現実を頭で理解していても、私も人間、検査結果でグレーな結果や、画像上見えないという結果を聞くと、間違いだったのではと心が激しく揺れていた。

新聞社からの連絡

ふるさと岡山を中心に、広島、香川をエリアとする地方新聞がある。2010年12月、私が子供の頃から親しんだ山陽新聞社から連絡があった。山陽新聞社として毎年、学術・文化・社会への功労者を顕彰している。2011年度の社会功労賞は私に決まった。広島県東部の脳外科医療を支えた実績、私が開発した岡山県西部と広島県東部にまたがる、広域脳疾患救急CT画像伝送ネットワークを評価してくださったようだ。この連絡は正直、嬉しかった。

2011年3月　生前葬を自粛する

画像診断も尿検査も腫瘍マーカーも、すべてがんの進行に対し否定的な答えばかりであった。しかし相談相手のいない中で、私はなぜか、がんと確信していた。社会功労賞の受賞を機に、生前葬を兼ねた会を5月に持ちたいと思った。ニューキャッスルホテルに会場を確保し、友人たちに案内状を送った。親しい友人には、生前葬だから来てほしいと伝えていた。

2011年3月11日、東北大震災による津波が発生した。日本中がそのニュースで大騒ぎになった。各所で、催しものを自粛するムードが広がっていた。案内状は発送済みだったが、私も同感だったので、急遽、受賞記念の会を中止にした。とても残念だった。

2011年5月　妻の命日に報告したこと

発病（血尿）から1年経ち、未だ治療らしい治療をしていない。だらだらと1年が経ってしまった。君にはずいぶん世話になった。何もかもが当たり前で、君が生きているうちに、ありがとうの気持ちをうまく伝えられなかった。君がいたらどうしただろうか――と、仏前に1年前と同じ愚痴を言った。自分はあとどのくらい生きられるかわからないが、生きている間は、自分でできることは自分でするから安心してくれ、とつぶやいた。

2011年6月　東京の訪問看護師との出会い

妻の命日を終えて、あと1年くらい生きられるかなと思いながら過ごしていた6月末、「お父さん、私の先輩に、こんな人がおられるんだけど、会ってみられますか」と長男の嫁から連絡があった。嫁の話では、自分の在籍した大学の学科では、統計学が一番できる女性とのことであった。私は統計学の本を買って、がんの生存率を表すカプランマイヤー曲線を勉強していたところであった。偶然とはいえ妙な縁を感じて、会ってみることにした。しかし、顔も知らないので一抹の不安があった。ウィットを兼ねて、彼女にMmg/(r^2)=F、ニュートンの重力方程式をメールで送った。どんな反応をするか興味があった。もちろんMは私の重力場、Fは彼女の重力場である。石垣空港で待つ間、空に広がる重力場に全日空の飛行機が降りてくる姿に、何か宇宙の普遍原理のような神秘的なものを感じた。これが、その後、肝心なところで助けてくれた東京の訪問看護師Tとの最初の出会いであった。在宅医療が専門なら、がんの在宅闘病についても詳しいだろうという打算があった。がんの治療から逃げている自分にとって、最後は在宅でという思いが強かった。

がんになって気付いたこと

何を幸せと感じるのだろう。人は、幸せを未来にしか見ようとしない。過去の幸せを忘れ、今の幸せに気づかない。幸せとはなんだろう。幸せとは、満たされないこと、知り過ぎないことだと思う。病気になって、周囲は同情してくれるが、意外にも本人は幸せと思っている。病気になって悪いことばかりではない。色々な発見がある。がんになって、今まで思いもつかなかったことを考えつくようになった。閃《ひらめ》きが多いので、神がかっているという人もいる。私は今まで知らなかった喜びをたくさん知った。がんは、私に新しいメンタルの世界を教えてくれた。ただの逃走では生きていけない。がん患者であっても生きる目標が必要だ。存在の証《あかし》として、自分の培った医師としての経験や知識の整理をしたいと思った。私には、てんかん、めまいの先にある、脳過敏症についてまとめたいという目標があった。

遺言を書くため 資産整理を始める

あと1、2年、生きられるとしたら、意外にまとまった時間だと思った。ただ、保証のない時間だから、資産整理を急いだ。世の中の人は、民間病院の創業者は金持ちと思うらしい。

開業して8年目のことだった。私は毎年、高額納税者の番付表に載るのが嫌でたまらなかった。載らない方法を調べたら、病院の資産をすべて国に寄付する、特定医療法人制度を知った。幸い借入金も大幅に減っていたので、特定医療法人の条件にほぼ合っていた。すぐに当時の大蔵省、国税庁税制第二課に足を運んだ。税務内容に問題がなかったため、話はとんとん拍子に進み、1986年、認可された。認可条件は、病院の資産すべての寄付と、私の記憶では、役員には給与の上限があり、国家公務員上級職の給与程度とすることであった。私は喜んでこの条件を受け入れた。以来、子供には、大学は国立大学しか行かすことができないと言い聞かせた。だから私は、世間の開業医なみの資産は持っていない。資産処理を進めていくうちに、意外にお金がないことがわかった。息子に、そろそろ退職金を考えてくれと頼んだ。親父は使い過ぎと思っている長男に頭を下げた。

2011年11月　身近な親しい友の死

40年来の親友ががん性腹膜炎で逝ってしまった。「やられたわぁー」との電話連絡を受けて、わずか4か月のことであった。あまりの早さに、呆然とした。細身の彼は元気者で、病気らしい病気はしたことがない。発病の1週間前まで酒を飲んでいたそうで、腹が張ることを気にしていた。念のためにと、元勤めていた病院で検査を受けたところ、ステージ4の末期がんであった。これほどあっけなく死ねるものなら、がんも悪くないと不謹慎な気持ちが心の片隅にあった。大学の会報に、「友を偲ぶ」の一文を送った。自分も余命告知からすると、そろそろ体に異変が起きそうな気がしていた。死んでもいいと思っているはずなのに、親友の末期《まつご》の苦しみを見ていると、やはり死は怖かった。

2011年12月　次々と友が発病

私ががんを発病していることを知って、突然、四国で開業している後輩が私のクリニックに訪ねてきた。彼とは大学時代、オーベンとウンテン（指導医と研修医）の関係だった。彼はすでに肝臓転移したステージ4のがんであること、作り上げた病院と介護施設に後継者がいないこと、今、化学療法を受けていることなど一方的にしゃべり始めた。彼の治療の内容を聞くと、過ぎるほどの抗がん剤の治療を受けていた。近藤誠の話は真実とモラルに反する内容もあるが、彼の言い分にも一理ある。確かに、強力な化学療法は、百害あって一利なしと私も思っている。化学療法を受けるのなら、食欲を保つ範囲の治療がよい。食欲は体力の要《かなめ》だから、食欲がなくなるほどの治療を受けると、堤防が切れて濁流に流されるごとく、がんが増殖するぞ……と後輩に注意した。彼は、先輩の体調がいいなら一度四国に遊びに来てほしいと誘ってくれた。さっそく、しまなみ海道を走り、来島《くるしま》海峡のうずしおを楽しみ、高速のゲートを出ると、彼が土手の上で手を振り待っていてくれた。お互いの病気をいたわりつつ、残していく病院の行く末など話は尽きなかった。彼は最近大阪で受けた抗がん剤の動注療法がこたえ、「体調が今ひとつ良くない、どうやら、今度はいけんような……」と言った。彼は死を予感していたのだろう。私が訪ねた2か月後に、坂道を転がるように悪くなり、逝ってしまった。

病気を一時忘れさせた 胆石の痛み

12月末、20年来、年に一度開催してきた患者の会、虹の会が終わりほっとした頃、友人の開業医夫妻を招いてカキ料理を楽しんだ。その晩、激しい腹痛に襲われ、病院でCT検査を受けたところ急性胆嚢炎《たんのうえん》であった。手術を受け、痛みが治まった頃、放射線科の医師は問題の右尿管は異常ないというが、念のため、放射線技師と一緒に腹部CT検査の原画で、自分の尿管病巣部を詳細にチェックしてみた。その画像には、異常陰影があると直感した。これではもう時間がないと思った。胆嚢の治療が終わった頃、自分の存在の証を残したく、てんかんとめまいの本の執筆を急いだ。

２０１２年３月　義理の母親を見送る

私が世話をしていた１０１歳になる義母を見送った。妻亡き後、義母は独り身だったので、田舎に居てもらうわけにはいかなかった。発病の前から看ていたが、私が発病して義母を残して逝くのは忍びなく、不謹慎ながら、私より先に逝ってほしいと願っていた。付添いから連絡があって、部屋を覗いたときにはもう亡くなっていた。身内は東北の方に住んでいる息子１人、その息子も雪で来られないと言った。妻を含め子供３人を苦労して立派に育て、一人息子は大学教授になっていた。晩年は夫に先立たれ、２人の娘たちにも次々先立たれて、彼女は孤独だった。私は同じ境遇になって、彼女の孤独がよく理解できた。大学教授の息子は電話でよろしくと言っただけで葬儀にも四十九日にも来なかった。子供を立派に育てると、こうなるという、見たくもない見本を見てしまった。

2012年5月　真似したくない余生の選択

もう1人の長年付き合ってきた友が、がんで逝った。数年前から食道がんで化学療法を受けていた。彼は、医師仲間ではあるが、作家として有名だった。日本ペンクラブの役員や県ペンクラブの会長をしていた。歴史系の著書が多く、新著を送ってきては、「読んでくれたか」と連絡してきた。一方、自分の被ばく体験から、核戦争防止国際医師会議の日本書記長としても活躍していた。医師会長を務め、仕事は多忙を極めていたが、闘病中も社会的な仕事の量を減らすことなく、亡くなる数か月前に、5期目の会長選に当選したばかりだった。医療現場以外の世界が生き甲斐だった。彼のような人は、仕事をしなかったら、もっと早く逝ってしまったのかもしれない。葬儀に参列し、その盛大さに驚いた。自分の価値観とは全く違う世界だった。不謹慎ながら、自分はもっとこじんまりとした素朴な葬儀の方が好きである。まもなく来るであろう自分の葬儀とだぶっていた。このような余生の過ごし方は真似したくない、できれば葬儀もしたくないと強く思った。

治療をあきらめた静かな死も

親しい友人のお兄さんが、肝臓がんで闘病中だった。一度会ってやってほしいと頼まれてお会いした。個性的な友人とは兄弟なのかと思うほど違って、生真面目な人だった。自分は肝臓がんで5年、あらゆる治療を受けてきた、もう疲れたので、化学療法を止めたいと、悟りを開いたような感じだった。しばらく経って、まだお元気だったのでゲルソン食事療法の話をした。せめてジュースだけでもと勧めた。「もういいのです」とおっしゃって、何もせず、まもなく静かに淡々と逝かれた。5年も治療したら疲れるのだ、こういう終わりもあるのだと思った。人は生きる目標のような心の支えがなくなると、急に逝くものだと思った。こちらは、身内だけの質素な葬儀だった。自分もこの生き方でいいんだと思った。

2012年6月　執筆活動に没頭した

発病して2年が経った。あとの残り時間は、どんどん減っていくような焦りの中に、本の執筆を始めた。私の生きた証を残そうと必死だった。顔が歪んで目がとがっていた。感情が不安定で周囲に迷惑をかけどおしだった。残された時間は、恐らくあと1年くらいと思っていた。最初に告知された予後の3年という年限が迫っていた。とにかく急いだ。「私のてんかん外来」は、愛知医科大学の兼本教授に推薦の言葉をもらった。「私のめまい外来」は、推薦文をもらえる人に出会えなかった。どちらの小冊子もページ数が少ないので表紙を立派にした。大いなる苦笑いの産物であった。

2012年8月　鈍い腰痛が始まる

心も体も、しんどかった。血尿から2年、腰に鈍い痛みが始まった。ついに来たかという思いと、まだ手術して間に合うのではないかという葛藤に再び陥っていた。葛藤の最中も、空元気《から》は健在だった。何事もこれが最後と思うので、遊ぶのも必死、石垣で漁船登録した愛船「いそかぜ」で漁に出て、水揚げした魚は一丁前に漁協の競りにかけた。漁協の女性には、「本当にお医者さん？　漁師にしか見えない」と言われたこともあった。

「死にものぐるいで遊ぶ」意味は、寝ても覚めても、がんのことばかり……これでは、気持ちが滅入ってしまう。がんに心を奪われては終わりだ。がんを忘れる時間が欲しい。

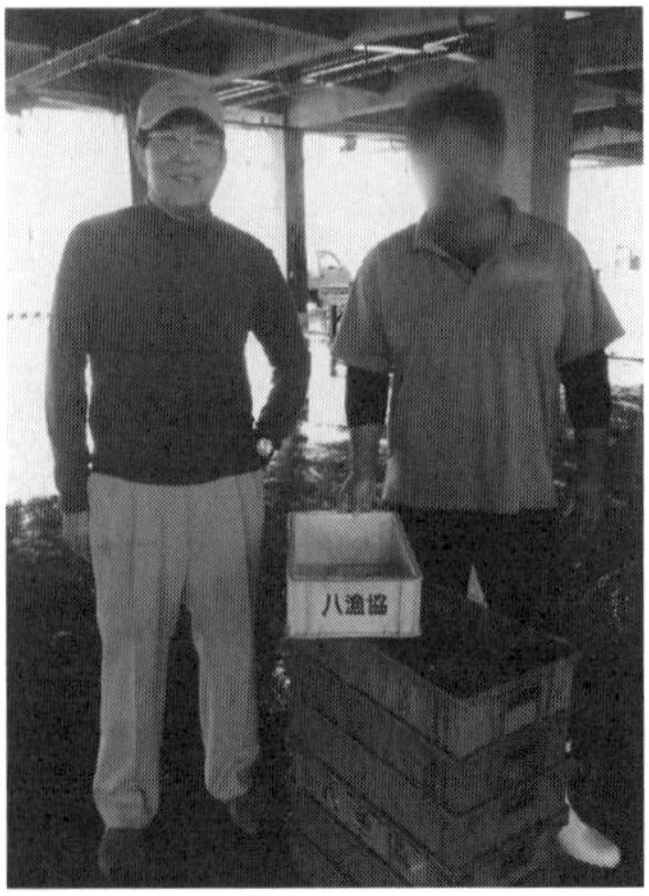
漁協の準会員として、釣った魚を競りにかけた

３ｍのうねりの中を、魚場に向かって船を走らせ、1日、漁をする。まさに、孤独と戦ったヘミングウェイの老人と海だ。死にものぐるいで遊ぶ時、心は病気を忘れ、体の芯から元気が湧いてくるのだ。

もちろん、仕事も必死だった。大げさなようだが、私の形相を怖がってかパートの秘書が逃げてしまった。急遽、友人の娘さんに応援を頼んだ。時間との闘いが続いていた。

２０１３年2月　ついに痛みがやってきた　自由時間の終わり

なんとか年を越し、空元気で暮らしていたが、気になっていた鈍い腰痛は鈍い背部痛へと広がっていた。覚悟はしていたが、ついに来たなと確信した。３月、最後のゴルフになるぞと、お気に入りの富士三次カントリー27ホールを全て歩いた。この世の見納め、もう二度と来ることはなかろう、胸にこみ上げてくるものがあった。意味もなく記念撮影をした。

病を意識しながら、自由に外を飛び回っていた。

今、治療のドアを開け、中に入ろうとしている。

入ったら、外に出るドアは、見つかるだろうか。(当時の日記から)

2013年3月　水腎症とリンパ節への転移が判明

ゴルフから帰り、腰痛が強く、足で腰を踏んでもらわなければならないほどの痛みであった。インドメタシン座薬を2個入れると、痛みが幾分、緩和された。これががん性疼痛か、とうとう麻薬を飲むときがやってきたと思った。4月、放射線科医より、尿管の原発巣以外に他にも転移している可能性が高いので、一般のCTではなく、造影剤を使ったCT検査を勧められた。造影剤検査には、原則的に家族の立会いが求められていた。近くにいた嫁に検査の立会いを依頼した。私の考えすぎか、嫁は、「息子がいるのに、どうして私なんですか」というような表情に思えた。「そうだよなぁ、自分には息子がいるよな」と、とても寂しい思いをした。

手術を勧められる

検査の結果、尿管がんの増大により、尿が膀胱に流れなくなり、尿の溜まった腎臓は、風船のように膨れていた。立派な水腎症であることと腸骨《ちょうこつ》リンパ節への転移が判明した。

しんどい腰痛、背部痛を何とかしたくて相談したところ、鎮痛剤よりも手術をして、腫れた腎臓をとってやると楽になると説明を受けた。この話には納得した。3年前に治療を断ったため、敷居の高い大学病院へ頭を下げ、格好の良くない入院をした。がんを発病して、2年11か月経っていた。無治療を選択した私には、主治医はいなかった。画像診断をしてもらった放射線科医師に紹介状を書いてもらった。紹介状には、本人には、がんの根治手術の希望はなく、水腎症のみ治療を希望していると書いてあった。執刀を依頼した後輩医師に、リンパ節転移は承知している、しかし、常識的に行うリンパ節の広範囲廓清※はしないでほしいと依頼した。私は、手術の前日まで、痛みを取ってもらうのが目的で、従来型の根治的な手術は希望していなかった。

妻の命日とは妙に縁が深い。3年前の発病も命日の後だった。今回は、命日の前の手術となった。2013年5月13日に、大学病院の5階西病棟508号室に入院した。

※廓清（かくせい）　手術で、がん細胞などの悪性物や周辺のリンパ節を含めた臓器を取り除くこと。

２０１３年５月　術後の痛みで生きていることを実感

手術の当日は、隣に住む息子に立会いを頼み、他の家族には来なくて良いと伝えていた。これから自分一人で闘病しようと気持を固めていた。

右腎臓摘出、尿管病巣摘出、膀胱一部摘出、腸骨リンパ節の廓清という7時間に及ぶ手術を受けた。大手術にもかかわらず、手術後は直接病室に戻された。横腹から背中にかけての太い３本のビニール管から、ビニールバッグに赤黒い排液が溜まっていた。さらに、尿道カテーテルが入れてあり、合計４本の管と、２本の点滴に繋がれていた。少し体の向きを変えるだけで強い痛みが襲ってきた。言葉では表現できない痛みであった。この時、長く暗いトンネルから出て、突如、覚醒した気持ちとなり、生きていると実感した。なぜ３年近くも治療を逃げていたのか、不思議に思うほど気力が戻っていた。点滴の三方活栓に、痛み止めの注射器が取り付けてあり、痛い時に1ccずつ注入するようになっていた。しかし、なぜか痛みは貴重に思えたので、痛み止めの注射器は不要ですと言った。40年、一緒に働いた仲間の女性たちが、３年前の発病当初から、私の日常生活に何かと目配りしてくれていた。この女性たちが病室に泊まり込んで、術後の献身的な看護をしてくれた。一人では病気と闘えないと諦めていたが、彼女らがいてくれれば、なんとかなると、さらに治療に前向きな気持ちになっていた。

術後の痛みは、私に気合いを入れてくれる有難い痛みであった。主治医が妙な顔をしたが、痛み止めの注射器を撤去してもらってよかった。痛み止めなしに、手術翌日から廊下を歩いた。

手術　捨てられた私の摘出腎

今回は、水腎症に併発する恐れのある感染症、がんの病巣からの大量出血による膀胱血塊などの合併症を避けるための手術であった。摘出された腎臓は、がん転移を確認するため、真っ二つに切開されていた。見た目では、がんの転移はなさそうであったが、顕微鏡レベルでは腎臓にがん細胞が及んでいる可能性があるとして破棄された。若い頃、私は死後腎提供（仏様からの贈り物）を推進していた医師の一人であった。病気腎でも、移植（修復腎移植）に役立ちたいとの思いはあったが、主治医と具体的な話をする前に手術を受けてしまっ

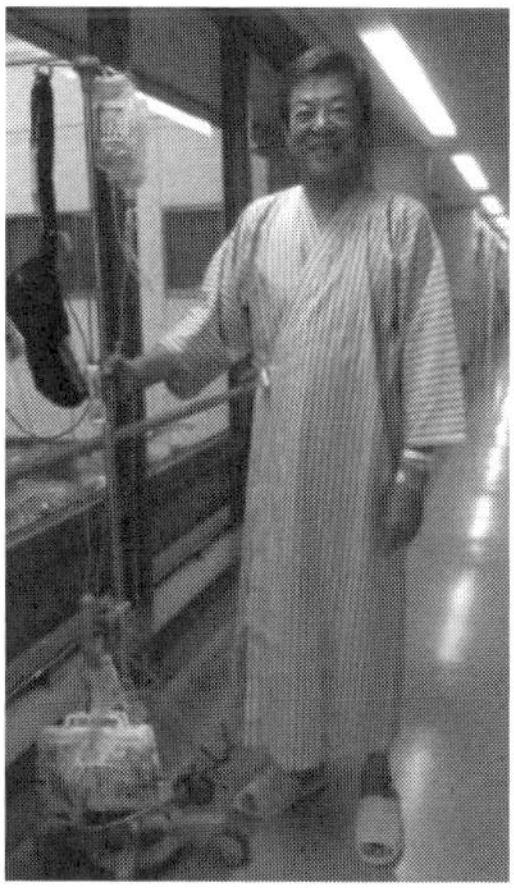

術後点滴チューブ付き

た。その後の摘出腎の詳細な病理検査の結果は、「拡張した右腎盂《みぎじんう》粘膜に悪性像はありません」……つまり、腎臓へのがん浸潤はなかったことがわかり、腎提供ができず残念に思っている。

修復腎移植とは、腎臓がん、尿管がんで摘出された病気腎を、がんを除去した後、透析患者に移植するものである。日本移植学会は修復腎移植に反対している。しかし、世界的には一定の評価と支持を得ており、日本ではとくに万波誠《まんなみまこと》医師のグループが有名である。1年間にわたって日経新聞に連載された長編「禁断のスカルペル」は、万波グループがモデルとなっている。高橋幸春著『だれが修復腎移植をつぶすのか　日本移植学会の深い闇』（東洋経済新報社）は、興味深い内容である。私が修復腎移植の申し出を躊躇し具体的な話に至らなかったのは、大学と万波グループの確執を懸念したことが大きい。世間のほとんどの人にとって、「禁断のスカルペル」に描かれた、病気の腎臓の病巣を取り除いて、腎移植が必要な患者に移植するという話は信じがたいことだろう。小説の中だけの架空の物語と思われるかもしれないが、これはまさにノンフィクション、本当の話だ。大学病院で手術を受けた私は、高橋氏が指摘した万波グループと大学・学会の対立の空気を感じて、自分の病気腎の提供を言い出せなかった。

手術でげっそり痩せた

大手術の後、主治医から、退院せず続けて化学療法を行った方が良いとの説得を受けた。しかし、手術前後の痛みですっかり体力が落ち、頬もこけてげっそり痩せてしまった。病院の食事ではとても元気が出ず、一度退院して、体力をつけてから化学療法を考えたいと返事した。

退院後は石垣島に帰り、家政婦さんの手料理をいただき、かなり体重と体力が戻ってきた。自宅に戻ってから、尿管がんの化学療法後の生存曲線を引っ張り出していろいろ考えた。化学療法は慎重にという周囲の意見もあったが、結局、すったもんだの末、受ける方向で考えが固まった。化学療法の危険性を指摘する知人に「私には化学療法を拒否する勇気はありませんでした」とメールした。この時、私は立派に「助かりたいがん患者」になっていた。

大学病院の治療仲間　同じステージのがん友

大いなる葛藤の中で抗がん剤化学療法を受ける気持ちになっていた時、食道がんで化学療法中の友人が訪ねてきた。彼は建設業の古い友人である。手術で大学病院に入院中、廊下でばったり出会ったので、彼が化学療法中であることは知っていた。彼はまだ私より若かった。彼は、訪ねてくるなり機関銃のごとく医者の悪口を言い始めた。「俺はまだ、走れるくらい元気だから、医者の言いなりに、しんどい化学療法を一生懸命頑張ったのに、主治医から『肺転移が始まったので、これから先は相当厳しく余命は3か月』と言われた。何のための抗がん剤治療だったのか、腹が立って仕方がない。こんなバカな話があるか」と。私が言葉に窮していると、彼は笑いながら、「まあ、こんな話はどうでもいい。俺は大学病院からの帰りに駅の階段で若い女性のあしを見上げるのがとても楽しい。こんな元気な者が3か月後に死ぬはずがない」と言っていた。この時、3か月後に最悪の再会をするとは思ってもいなかった。

化学療法について　主治医へのお願い（当時の手紙）

この度は手術をしていただきありがとうございました。昨日、先生からのお話で、術後のリンパ節を含めた微小転移に対し、予防的な化学療法をした方が良いと説明を受けました。

術後、今のがん治療では、微小転移の疑いがあるときには、抗がん剤治療をすることが、標準治療であるという説明でした。しかし抗がん剤は強い毒性を持った薬剤ですから、予防的投与にしては危険性が高いと思います。ましてや、体力の落ちている術後なので、行うとすれば「インタバルを空けた低用量で副作用が出ない程度の投与」を希望します。

転移がんが大きくなろうが、小さいものであろうが、がんはがん。化学物質の作用機序は、シスプラチンならDNA転写阻害による細胞増殖抑制、5FUも細胞増殖抑制としては同じ。シスプラチンは「塩基」とくっつくから血液および尿路への取込みが恐らく良くて、それで尿路系につかわれるのでしょうが、その分、直接腎への障害も相当に大きく、一度は認可されなかったほどの腎毒性があるはず。私の腎臓はすでに一つですから、腎毒性は恐ろしい危険性をもたらします。また、がん細胞増殖を薬物で抑え込むのと同時に正常免疫細胞の増殖も抑え込むわけですから、どっちが有効に作用するのか判別は困難なはずです。また、「がんが大きくなったら緩くやっても効かない」という根拠もない。基本的にはすべての抗がん剤治療は標的型で行うべきだが、代謝経路に細心の注意をはらって、副作用を最小限に抑える治療選択をすべきと思います。

私の場合、今は免疫機能は正常に働いている状態で、遠隔転移もない状態で、ミクロ転移に対する副作用を伴う予防投与にどれだけ意味があるのか迷います。手術によって若干散らした可能性があるとしても、免疫が正常なら自分の免疫で叩けるはず。素人的ですが、５㎜～１㎝のものが見つかったら、緩やかな化学療法をやってみるくらいで十分に思えるのです。

転移が見つかっても、体力がある方が絶対に予後は良いはずです。副作用を引き起こし、重篤な腎障害と呼吸器感染を招くことはもっとも危険ですから。私が言うのもおかしな話ですが、いつも思うのは、病院のドクターは自分の治療した患者しか診ていないことです。代替療法や非治療群とのメタアナリシス※が出ている論文も少ないはずですから（製薬メーカーの影響で）。

私自身、早く死にたいわけではありません。残された時間をどう生きるかです。自己免疫力を選択するか、化学療法を選択するかは、生き方の選択の迷いです。お忙しい先生方に要領を得ない駄文を申し訳ありません。石垣島で冷静に考えてみたいと思います。

２０１３年５月21日　大田浩右

※メタアナリシス　複数の研究の結果を統合して再分析すること。そのための手法や統計解析のこと。

2013年6月　術後4週間、迷った末に大学病院で化学療法を受ける

5月21日に大学の主治医に出した低用量抗がん剤治療を希望する旨の手紙への返事は、2週間経つが未だに来ていなかった。毎日、メールを確認したが、結局、大学の主治医からの返事をもらうことは出来なかった。がん休眠療法※やメトロノーム（メトロノミック）療法など、低用量抗がん剤治療についてのエビデンス（科学的根拠・証明）は、海外を含め、未だ存在しない。端的に言えば、癌学会や癌治療学会など専門学会では、未承認の治療なのである。巷では、低用量抗がん剤治療を有効な治療法と推奨する医師たちもいる。しかし、専門学会では、全く相手にされていないのだ。主治医から返事がないのは、標準治療をしている大学としては、返事の書きようがなかったのかもしれない。医師仲間に、あれこれ聞いてみたが、皆一様にきちんとしたエビデンスのある標準治療を受けるほうがよいとのアドバイスをくれた。結局、あれほど逃げていた化学療法だが、周囲の勧めもあり、考えた末に、大学を信じて受けることにした。一抹の不安を抱えたまま、手術を受けた時と同じ病棟に入院した。

入院前は2種の抗がん剤、ジェムザールとパクリタキセルを組み合わせたGP療法※※をするとの説明を受けていた。GP療法について、自分なりに標準治療や副作用について調べ

て事前準備をしていた。ところが、いざ入院して治療開始という段階で突然、3種の抗がん剤、ジェムザール、シスプラチン、パクリタキセルを組み合わせたGCP※※化学療法に変更するという説明を受けた。大学の泌尿器科はこのGCP療法で実績を上げている、学会でも評価されていると言われれば、もはやまな板の鯉、観念するしかなかった。それでもまだ、低用量抗がん剤の治療を希望すると書いた私の手紙に目を通してくれているだろうという淡い期待があった。その時点で確認はしなかったが、片腎しかない70歳過ぎの患者に、体表面積から計算される理論値の100%投与量を使用するとは思ってもいなかった。

たっぷり時間をかけて、抗がん剤が体の中に入っていった。片腎しかない私には、大量の点滴はとても気になった。点滴途中から、何回もトイレに通った。幸い尿は順調に出ていた。初日は安心してぐっすり眠った。翌々日、息子が孫を連れて見舞いに来てくれた。この日までは調子は悪くなかった。ところが、3日目の朝、噴出様の嘔吐で突然、入り口のドアに向けてガバッと吐いた。洗面台に行く前にその辺り一面に嘔吐した。ともかく、すごい勢いで1m以上飛び散っていた。抗がん剤の副作用を軽くするため、毎日、一日中点滴でかなりの水分が体に入れられた。そのおかげか、1日5リットルを越える尿が出た。食欲はゼロとなり、大腿の内側には無数の赤い発赤が出現し、全身掻痒感《そうようかん》にのたうち回っていた。予想はしていたが、聞きしに勝るしんどさであった。やっぱりそうか、がん仲間の言っていたとおりと妙な納得もあった。

※がん休眠療法・メトロノーム療法（メトロノミック・ケモセラピー）がん休眠療法は、高橋豊医師（国際医療福祉大学病院）が提唱する低用量（少量）抗がん剤を用いる化学療法の一つ。抗がん剤治療の目的を従来の「がんを少しでも小さくする」ことから、「少しでも長く、がんが大さくなることを抑える」ことに変更し、患者ががんと長く共存することを目標とする。メトロノーム（メトロノミック）療法は、海外で提唱された方法で、休薬期間を入れずに、低用量の抗がん剤をメトロノームのように規則的に長期間持続的に投与する方法である。

※※GP療法・GCP療法　GCP療法は、ジェムザール（GEM）、シスプラチン（CDDP）、パクリタキセル（PTX）の三つの抗がん剤を併用して行う治療法。GP療法は、副作用の強いシスプラチンを除く2剤で行う治療法。尿路系のがんの術後に行うことが多い。

抗がん剤の副作用　塩が腎臓から漏れる

初回の抗がん剤点滴を受けた後、嘔吐、頻尿、多尿、食欲ゼロとなり、点滴台を杖にトイレ通いが仕事となった。4日目から意識がもうろうとし始めた。もうろう意識の原因は、抗がん剤の点滴によって生じた、急性の腎障害による塩分の喪失であった。毎日2回から3回採血があり、点滴による塩の補給が行われた。しかし主治医が顔を見せるたびに、体の中の塩分の量を表す血液中のナトリウム濃度はどんどん下がり、とうとう110まで下がった。ナトリウムの正常値は、135〜145であるから、相当な塩分が体から抜けたことになる。一般に、血液中のナトリウムは、120を下回らないように注意するものだが、もうろう状態の中でも、110とは、これは相当やばいと思った。もうろうとする中で、主治医の「このままだと明日から集中治療室に移動しなければ……」の声は鮮明に聞こえていた。

こんな時、不思議な夢を見た。気がつくと、私は1人で歩いていた。見たことのない美しい景色のところに立っていた。来た道はあるけれど、前に行く道はなかった。目の前は段々になったお花畑がいっぱいに広がっていた。その中の小道を若い声の女性たちが歩いてきた。驚いたことに、その女性たちはのっぺらぼうだった。その不気味さにびっくり。こんな世界にはおれないと、慌てて来た道を走った。気が付くと、目の前に部屋の天井や点滴が見えた。夢のような、夢でないような不思議な感覚だった。

知らぬ間に主治医が交替していた

気が付くと、見慣れない医師が2人立っていた。私がいぶかしげな顔をしたのだろう。「腎臓の機能が悪く、低ナトリウム血症になっているので、総合内科の私が主治医を担当することになりました。治療は高張液とステロイドホルモンの内服」との説明があった。すぐに理解できなかったので、意識がはっきりした後で再び聞いたら、そういうことだった。見るからに信頼できそうな、礼儀正しい内科医だった。熱心に病室に顔を出してくれた。彼が主治医なら助かると、とても嬉しかった。

飛び飛びの意識の中、塩がどんどん体から抜けていくのに、病院は点滴をするだけであった。このとき、食事トレーの上の「減塩食」の表示プレートが目に飛び込んできた。唯一食べられるスイカの上に、食卓塩をスイカの色が白く変わるほど振りかけて急場をしのいだ。みるみる意識がはっきりしてきた。意識が戻って、体に塩が足らないのに、なんで塩分制限食なのかと、病棟の栄養士と大喧嘩した。なぜか無性に腹が立った。

2013年7月　主治医に退院を申し出る

これで当分、休薬かと思っていたら、主治医から、少し間を空けるが治療を継続するとの話があった。しかし、このまま同じ抗がん剤治療を続けると、腎臓が傷んで大変なことになる。透析《とうせき》を覚悟で化学療法を続ける気には、到底なれなかった。「よくしていただいているのに申し訳ないが、退院させていただきます」と申し出た。上司の教授がおいでになり、頑張ってくださいと言う意味の話があったような気がするが、頭が真っ白で、ほとんど覚えていない。決心は変わらず、7月2日に退院手続をし、ふらつきながら病院を後にした。

医師はたくさんのことを知っているが、たくさんのことを知らない

自分は長年医師をしているので、一般人に比べ、医療の内情に詳しいのは当たり前のことだ。医師を専門職と言うが、必要とする知識は膨大で、全てを知って病気に対応することは不可能に近い。専門医には、いい意味もあるが、そうでない悪い意味もある。私は大学病院へ入院し、専門医と称する人たちの知識の偏りが気になった。立派な手術はしてもらったが、いかにも抗がん剤の臨床経験は浅いように見えて心配だった。いかなる薬も、患者に見合った個別的な量を投与するのが常識だ。ましてや副作用の強い抗がん剤である。腎臓が一つしかないにもかかわらず、学会が決めた標準的治療量を画一的に処方して

いるのではと疑った。内科医であった妻が生きていてくれたら、主治医と話し合って細かい対応をしてくれたのではと、しみじみ思った。

抗がん剤副作用による急激な塩分喪失のせいで、意識はもうろう、記憶は飛び飛びとなっていたが、しっかりと携帯電話を握りしめ、秘書のみならず東京の訪問看護師ＴにもＳＯＳメールを送っていたらしい。励ましの電話で的確な助言をくれた。彼女が、今何が食べられるのかと聞くので、スイカと答えたら、卓上塩でいいからしっかり振りかけて食べて……と。食卓塩のおかげでＩＣＵに行かずに助かった。

こんなバカな話が大学病院で、実際に起きたのだ。

２０１３年８月　ついに肺転移の宣告

大学病院を勝手に退院して１か月が経った。両下肢、背中、腹部にできていた掻痒感の強い発疹が辛く、対応に難渋していた。主治医のいない不便さを、根性と急場の勉強で対応した。抗ヒスタミン剤はある程度の効果はあるが、寝る前だけにとどめ、日中は冷水シャワーをしたり、クリームを塗ったりと苦戦した。抜け始めていた髪はバサッバサッと景気よく抜け落ち、７月末にはつるつるの坊主頭になっていた。気が付けば陰部から脇毛、まゆ毛まで全身の毛が抜け落ちていた。体のしんどさ、暗い顔は隠しようがなかったが、自分を頼りに来院する多くの患者さんのために、坊主頭で仕事を頑張った。何も知らない患者さんは、「先生、暑いんですか、思い切って坊主にされたんですね」と笑っていた。

仕事中も咳が多くなってきたため、嫌な予感はしていた。私が一番恐れていたのは肺転移だった。肺転移となると、ステージは最上階までかけ上がる。治療はより難しくなる。隣に住む三男の嫁が、胸の写真を撮ってみたらと勧めてくれたが、怖くて延ばし延ばしにしていた。ついに決心してCT検査を受けたところ、肺の上葉に、小さく丸い影が、ぽかっと映っているのが見えた。明らかな異常陰影、他に二つの点状の陰影も気になった。頭の中が真っ白になった。放射線科の検査報告書は、「右上葉に肺転移を認める」のたった1行であった。ついに来た。全身から血の気が引いた。

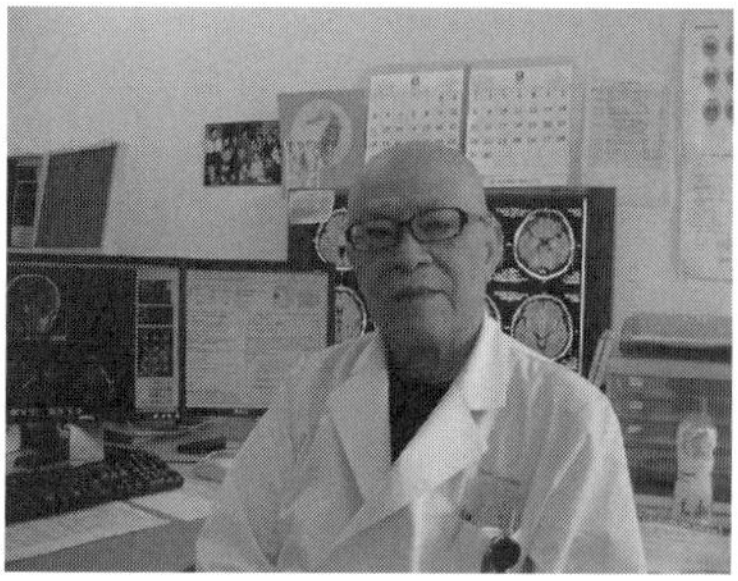

坊主頭に似合うメガネを見つけた。
お気に入りの一枚

悪いタイミングで がん友が転がり込んできた

こんな時に、入院中に病院の廊下で出会った建設業者で、食道がんから肺転移し余命3か月と宣告されていた友人から電話が入った。「もうしんどくていけん、最期は故郷の福山で死にたい。今度はもうだめ」と言って、その日のうちに私の病院に転がり込んできた。そして、たったの1週間であっという間に逝ってしまった。私も肺転移の告知を受けたばかり、なんとも悪いタイミングだった。私は家族との食事会を予定していたが、急遽お別れ会になってしまった。仕方ないと思いながら肺転移したことを話した。そんな雰囲気とは関係なく、三男の一番下の孫は、まだ離乳食が終わったくらいだったが、黙々と兄姉よりもしっかり食べ、食べ終わった皿を次々と積み上げていた。孫の姿に、新旧交代だなぁ……とつくづく思った。

2013年8月末　骨転移の痛みに苦しむ

8月の終わりごろ、寝て、歩いて、食べて、出すことは、かろうじて維持できていた。腰の違和感を感じながらも、仕事は細々と続けていた。このような平和な時に、骨転移痛《こってんいつう》が始まった。ピリピリ、ズキズキがジェット機が上昇するように強まり、右足がビクビクッと勝手に動き、「痛い」の声がつい出てしまうようになった。やれやれ、楽には死ねない、この痛みを何とかしなければ、※三段階除痛ラダーに沿うしかあるまい。痛みは波状的に来るが、幸いなことに食欲はあった。とりあえず夜は、インドメタシン座薬50㎎を2個入れると眠れた。私は使ったことはないが、合成麻薬トラマドールとアセトアミノフェンの合剤、トラムセット6錠を友人たちは勧めてくれた。

　痛みに対する常識的な治療は、放射線治療か抗がん剤化学療法のはずである。はてさてどうしたものか、ただ一箇所の骨転移なら放射線治療かと思いながら、答えを求めて※※骨シンチ検査を受けてみたり、またもや迷いながらのその日暮らしを続けていた。この時、放射線科のT医師は、痛みを取るのは、放射線照射が一番と教えてくれた。

　血尿の発症以来、私の気分はどんよりとした冬の空、どのページをめくっても、孤独と、怒りと苦悩で一杯だった。仕事、仕事で人生を送ってきた男の末路かと思った。済んだことは仕方がない、今は治療を頑張るしかあるまい。済んだことは、ほっとけ、ほっとけ。これは、祖母の教え。気にしない気にしない、どうにかなるは、一休和尚の教え。悩みと苦しみだらけなら、この世は地獄。どうせ助からないなら、病気を苦にしても仕方がない。せめて、これからの時間は気楽な極楽にしたいと思った。骨転移の痛みのおかげで気持ちはずいぶんと前向きに変わっていた。

※三段階除痛ラダー　ＷＨＯ（世界保健機関）が提示している、がんの痛みの治療法。痛みの強さに応じて三段階に分けられている。

※※骨シンチ検査　（骨《こつ》シンチグラフィー検査）　放射性同位元素（ＲＩ）を含む薬剤を静脈注射した数時間後に、集積するＲＩを特殊なカメラで全身をスキャンし異常部を発見する。がんの骨転移の有無を調べる検査に使用される。

がんは隠さないほうがお得

２０１３年8月に大学のしんどい化学療法を断わり、勝手退院してから、化学療法の再開は自分にとって最善な治療法なのかどうかという葛藤と不安の毎日だった。不安だから、何でも情報がほしいと思う。そこで、実は自分は末期がんだと友人知人にブログで公表した。有難いことに、公表すると、色々な情報をもらうことができるようになった。周囲は急に優しく親切になり、いい思いが増えていった。世の中には、情報から孤立したがん患者の方が結構おられるように思える。末期がんにとって、死は避けられないから、病気は隠さず、支えてくれる友人たちと残された時間を有意義に過ごしたいとの思いが強くなった。中でも、外来での患者さんとの交流は、私にとって一番楽しく貴重な時間となっていた。

大病院の積極的化学療法を疑う

私は勝手に退院して、大学病院を逃亡した後、使用された抗がん剤の量を聞いて、心底驚いた。ＧＣＰ療法がうまくいかなかった原因は、使用量にあったと思っている。大学病院を信じて処方量を聞かなかった私も、うかつであった。後輩の、先輩を治したいとの熱い気持ちが災いしたのか、投与された抗がん剤の量はジェムザールGem １８００mg、ランダCddp １２０mg、パクリタキセルPtx １５０mgという、身長体重、体表面積から割り出した１００％量理論値であった。術後で片腎となった74歳の老人にとっては、一歩間違うと危険量、致死量ではないか。逃亡して正解だったと思っている。

入院した時、大学病院からは、患者および家族に説明する診療計画書はもらえなかった。私は大学病院の患者への説明に不満を持った。私がもらえたのは、ＧＰ療法の数ページの患者説明用パンフだけだった。出典はなく、どこの誰が書いたものですかと尋ねても、主治医は答えることができない。調べてもらったら、やっと薬局で作ったものとわかった。私が求めたGCP療法の説明パンフはついにもらえなかった。口頭の説明も十分でなかかった。慌てて私はネットでGCP療法を詳しく調べ、勉強し、自分の気持ちを整えた。また、がん治療中の仲間から、彼がかかっている大阪の大学病院のがん患者への診療計画書を見せてもらった。こちらもぜんぜん十分な内容とは言えないが、もらえるだけましである。不十分な情報の中で抗がん剤の知識も経験もなく、抗がん剤の怖さを知らない一般の患者は、逃げることもできず、副作用に苦しみ、消耗し、死期を早めているケースが相当数あるのではと懸念する。

一生懸命 主治医探し

痛みは日々強くなり、咳も多く、主治医がいないとどうもならんと思うようになった。狭い業界にあって、私は大学病院からの逃亡患者なので、主治医探しは途方に暮れていた。頼りたかった同級生の泌尿器科医はすでに他界していた。頼れるのは誰かと思案したら、思い浮かんだのは、鞆《とも》で開業している後輩の内科医だった。彼に窮状を話したところ、自分の同級生の泌尿器科医に相談してみると言ってくれた。しばらくして、同窓の化学療法に詳しい泌尿器科医を紹介すると連絡があった。これが、私の主治医となる泌尿器科医Mとの出会いだった。大学ネットワークの力を心強く思った。医師である私でさえ、これだけ主治医探しに苦労するのだから、まして一般の人は大変なことだろう。病院を渡り歩かざるを得ないのもよくわかる。

2013年9月　ステージ4になって遺言書を書く

大学病院を勝手に退院してわずか1か月、骨への転移痛はだんだん強くなり、肺転移のせいか、咳も多くなった。楽には死ねないことを思い知った。自分も来るところまで来た。遺言書を書くために、親しい医師にあとどれくらい生きられるか、どうしても余命を知りたいと頼んだ。彼は言いにくそうに、「骨転移、リンパ節転移ではすぐには死なんよ。ただ肺転移もあるステージ4の進行がんとなると、抗がん剤が効かなかった場合は、常識的に見てあと1年でしょう」と教えてくれた。この時は、不思議なほど気負いなく、「あぁ、そうなんだ」と思った。遺言書の作成は様式があり、思った以上に面倒だった。やっと遺言書を書き終えた時、気持ちはスッキリした。余命が気にならないほどパワーに溢れていた。あと1年といえば、年が明けて、実家の桜の花は見られる。とりあえず、春の桜を目標に頑張ろうと思った。友人のように、余命暗示にかかってはいけないと自分に強く言い聞かせていた。

父は75歳でこの世を去った。私は今74歳、桜の後も生きられれば、父の歳に追いつける。不思議なライバル意識というか、父の年齢だけは超えたいという思いが強かった。若い頃は、考えもしなかった一生の終わりについて考えた。私の父は、「終わり、終わり」と叫び、母が手渡した色紙にペンで「終わり」と書いて倒れた。「終」の字だけは、何とか読めた。毎日、酒を飲んで、突然逝った父。病気のおかげでゆっくりした時間をもらった自分。今は、母よりもその存在を意識する父。あの世で再会したら、父にありがとう、いい人生だったと報告したい。

がんと共存し、生きる道をさがす

どうせ長く生きられないなら……お騒がせし、心配もさせ、世話になった同級生と、空《から》元気を出して会食会を持った。急な連絡にもかかわらず福山に来てくれた仲間に心配をかけたくなかったので、ステージ4（末期がん）は隠して、ステージ2と嘘をついた。低ナトリウムのため、塩水を飲みながらの会食。暗い顔をするなと言われても、なかなか元気は出なかった。痛みのために、すたすた歩けないのが一番辛かった。同級生は、私の病期に気づいていたのかもしれない。

9月初旬、肺転移は誰の目にも明らかであった。骨転移した骨盤の痛みが強く、この痛みだけでも何とかしなくてはと考えて探していた主治医が、後輩医師の紹介でやっと決まり、ほっとしていた。新しい主治医Mから、転移のある進行尿管がんでも何年も生きている人はおられますと、尿管がん多発転移の症例を見せてもらって、詳しい説明を受けた。曰く、「この人たちのように、進行がんでも化学療法、放射線療法の組合せにより、延命は十分期待できます。一番大切なのは気力ですから、元気を出して、抗がん剤の内服と粒子線治療を受けるよう」励ましてくれた。「支えてくれる女性がいる人の方が元気ですよ」と言っていた。そうか、気力か……最近、精神腫瘍科なる新分野が注目され、各がんセンターで診療していると聞く。暗い気持ちはがんを増悪させる。明るい気持ちで治療を頑張りたいと思った。

骨転移の痛みに粒子線治療を選択

骨転移は右の腸骨稜に近い、ちょうど、ズボンのバンドの当たるところにあった。痛みは半端でなく、右足に負担をかけないよう、ビッコをひいていた。恥も外聞もなく、何とかしてくれと叫んでいた。痛みは理屈のない世界であった。近くの医療センターでX線リ※ニアック治療の話が進んでいた。私も医師の端くれ、リニアック治療は腸のような臓器には度々照射できないことは知っていた。自分は多発転移なので、もしかすると放射線治療を複数回受けることになるかもしれないと思っていた。今の自分には、医師ゆえの葛藤がある。もしも、骨転移が1か所だけの領域単発転移なら、現在検討されている姑息的照射治療ではなく、根治的照射治療がよいのではないか、答えのないまま勧められて兵庫の粒子線医療センターを受診した。丁寧な診察を受けたが、「当院は複数箇所の転移がんを持つ人には、当センターの規定で治療はしていません」とそっけない答えであった。私の不満顔を察知したのか診察医のF医師は、郡山の粒子線治療センター（南東北がん陽子線治療センター）なら、あなたの希望される治療が受けられますと教えてくれた。

※リニアック治療　放射線治療の一つで、直線加速器（Linacリニアックまたはライナック）を用いて行うもの。最も一般的な放射線治療法。

郡山での治療生活

いざ出発となり、空元気《から》の自分にとって、福島の郡山は随分と遠かった。無事にたどりつけるのか、東京駅での乗り換えは大丈夫だろうか、相当に不安であった。プラットホームからプラットホームへの移動は車椅子なしで大丈夫だろうか……心配と心細さで、急遽、東京の訪問看護師Tにプラットホームまで来てもらった。乗り換えのプラットホームで偶然も偶然、見ることが珍しい幸運の新幹線、ドクターイエローが停車していた。光の加減か、後光が差しており、私にはお祝いの特別列車が来たように思えた。あとから見ると写真の笑顔もいいいし、この時なぜか大丈夫と思った。東北新幹線では、「グランクラス」と名付けられた豪華な特別車両のお世話になった。広々として近未来的な座席だった。通常のグリーン車にはない特別仕様であった。少年のように嬉しくて、ずいぶん気分が晴れるような気がした。

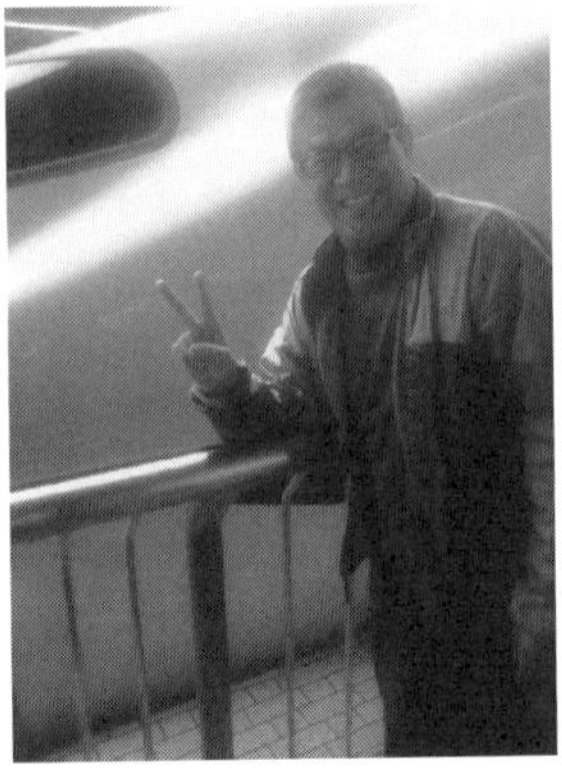

郡山に行くため、同行してくれる付添いを探した。そこで、36年間、一緒に仕事をしてきた料理上手のスタッフに無理を言って郡山への同行をお願いした。彼

女は、3人の子供さんは成人され、夫には先立たれていた。申し出を了承してくれた時は正直ほっとした。あちらこちらに大迷惑を掛けながら、郡山での治療生活が始まった。

意外な鎮痛薬との出会い

骨盤転移の痛みに対する鎮痛薬として、主治医Mから、「最初はロキソニンやボルタレン、効かなければ弱い麻薬のトラマールを試してください。これも効かなければ、オピオイド鎮痛薬、MSコンチン錠、アンペック坐薬、塩酸モルヒネ錠などがあります」との話があった。

がんの痛みは、切創や骨折のような急性痛ではなく、慢性痛である。慢性痛に使う鎮痛薬は、自分も心得があるので、手元にある資料を見直してみた。すると、2005年に世界的な医学ジャーナル〝PAIN〟※にフィネラップらが発表した論文では、NNHが大きく、NNTが小さい、すなわち副作用が少なく慢性痛に最もよく効く鎮痛薬の1位と2位は、なんと、私が平素、慢性偏頭痛の患者さんに処方しているトリプタノールとデパケンであった。主治医が勧めてくれたオピオイド（モルヒネ）は3位、トラマドール（トラマール）は4位であった。そこで、主治医には悪かったが、さっそく手持ちのトリプタノールを夜1錠から、効果を見て朝1錠、夜1錠の2錠に増やしたところ、思いがけない嬉しい効果があった。夜はよく眠れるし、便秘、口渇以外は全てよく、この薬のおかげで郡山の治療を乗り切ることが出来た。

※フィネラップらの論文　Finnerup, NB. et al. Algorithm for neuropathic pain treatment: An evidence based proposal. Pain. 118.289-305. 2005.

化学療法を再開した

2013年9月に郡山で、もう二度とすまいと決めていたはずの化学療法を主治医Mの勧めで再開することにした。抗がん剤の併用は、粒子線治療の効果を高めるとの説明があった。そこで早速、テガシールとウラシルの合剤である抗がん剤UFTの処方を受けた。UFT内服の効果もあったのか、粒子線治療の5回目で骨転移の痛みは嘘のように消失した。ちなみに、悪性度が高く増殖の早い骨転移がんは痛みが強い。しかし、悪性度が高い方が放射線は効くという妙な関係にある。私は放射線の威力を実感した。痛みがなくなると、途端に気分は楽になり元気を取り戻した。治療のための2時間を除いて、後は暇をもてあまし困るようになった。痛みがなくなったおかげで、レンタカーで会津の集落から吾妻小富士などを巡り、しっかり遊んだ。痛みがないことに感謝しつつ、残された時間を、なるべく人に頼らず、できるだけ自分の力で生きようと随分前向きな気持ちになっていた。

粒子線治療の郡山で 出会った人たち

40代後半で、やや小柄な男性。見るからに聡明で優しそうな人だった。血液内科の医師であった。東京から郡山まで通院していた。午前中の仕事を終えて、職場から郡山まで2時間。照射は数分なので、タクシーを待たせて治療が終わるとトンボ帰り。働かなければならないからと言っていた。肺がん術後の化学療法をして、経過が良かったところに肺がんが再発した。放射線は怖いので、粒子線にかけていると言っていた。こちらは高齢、これから先、おつき合い出来る時間もないからと名刺交換は遠慮した。その方も、他の粒子線センターで断られ、F医師を頼って郡山に来ていた。現職で仕事をしながらの治療。疲れてしんどそうな顔を見て気の毒に思った。彼は私の年を聞いて、その年まで生きられていいですねと、言ってくれた。

滞在先の駅前シティホテルのロビーで、50代半ばの男性に声をかけられた。自分は工務店を経営している。5年前に大腸がんの手術を受け、3年前に右の肺に転移が起き、粒子線で治してもらった。2年前には、反対の左の胸に転移が起き、これも粒子線で治してもらった。仕事に復帰していたのだが、今年の夏から、右の胸の前とは違った場所に転移が起きて、三度目の粒子線の治療を受けている。肺転移して3年、気力で生きていると語ってくれた。仕事があるのでまだ死ねないとも言っていた。肺転移しても、何年も生きることを知った。

人間は不思議な生き物だとつくづく思う。粒子線治療で滞在した郡山では、最初の頃は痛みでビッコをひいて、歩くのもしんどかった。余命は、一年。自分を客観的にみると、絶体絶命の窮地、助かる見込みは少なかった。そんな窮地なのに、食事の前にはお腹はすくし、寝る前に散歩をすれば、良く眠れるだろう……など、眼の前のささやかな喜びさがしに余念がなかった。そうしてシティホテルまで歩いていると、目に飛び込んでくるのは、若い女性のあしである。郡山には、とびきりの美人が多いと友人に話したら、震災の復興特需で、東北中から自信のある女性が集まっているからと聞いて、なるほどと思った。それにしても、鎮痛剤として飲んでいるトリプタノールの強力な抗うつ作用のおかげで、ずいぶん気分がハイになっていた。

2013年10月　残しておきたい生存の証

骨転移の痛みへの粒子線治療で郡山に滞在中、治療のおかげで痛みが消えたとたんに、念願であった脳過敏症の本を出版したいとの思いが燃え上がった。空いた時間に郡山から秘書に電話し、一生懸命、口術筆記でワープロを打ってもらった。郡山から帰り、化学療法を受け、外来診療を続けながら、空いた時間は全て執筆活動に使い、わずか2か月で本を出版することができた。火事場の馬鹿力とはこのことと、自分のパワーに驚いた。小冊子ではあるが、先の見えない自分には、脳過敏症の本の出版にこぎ着けた自分が、とても愛おしく誇らしかった。

少し話がさかのぼるが、2010年6月の血尿から1年経ち、目前の死ではなく、いつ進行がんになるかと恐れていた頃、自分がこの世に生存した証を残したい気持ちが強かった。2011年11月の誕生日に、「私のめまい外来　増える脳過敏性めまい」を出版し、2012年11月の誕生日には、「私のてんかん外来　入門ハンドブック」の冊子を出版した。執筆中は不安定で、職場のスタッフを困らせていた。これではいけないと思いながらも、自分の気持ちをどうすることもできなかった。

がん友の医師たちが次々と化学療法（抗がん剤）死

自分が低用量の抗がん剤の内服と点滴を併用する化学療法を始めたことを公表してから、逆に、仲間の医師から、実は自分もがんなので色々と教えてもらいたい、との連絡を受けるようになった。彼らは皆、一流の大病院で化学療法を受けていた。私が呉《くれ》のM医師のもとで治療を受けていると言えば、皆一様に、もっと大きながん専門病院に行った方がよいと、驚き心配してくれた。ところが、私を心配してくれていたがんの仲間の医師の方が、次々と先に逝ってしまった。なぜそんなに急いで逝ってしまったのか。がんの病状は異なると思うが、どうみても過剰な化学療法が体の抵抗力を弱め、寿命を縮めたと思わざるを得ない。短い命を過剰な治療でさらに縮めるのは、もったいない話だ。画一的で標準的な化学療法が、彼らの体力と免疫力を壊したためではないだろうか。

やはり、低用量抗がん剤治療は、なくしてはならない選択肢だと思った。

低用量での化学療法を模索

２０１３年９月に、私は自分の体力を温存できる程度の、標準治療からするとはるかに低用量で治療できないかと模索していた。知れば知るほど、大病院の１００％理論値に基づく化学療法は怖いと思っていたからだ。ＵＦＴ（テガフール・ウラシル）の単剤内服治療を始めるにあたり、体表面積から標準投与量の理論値を計算すると、私の場合は、１日６００㎎となる。粒子線治療の効果を高めるための内服なので、１００％理論値を服用する必要はない。結局、50％量の３００㎎、朝１００㎎、夕２００㎎を内服することになった。起こりうる副作用として、食欲不振、吐き気、嘔吐、下痢、腹痛、口内炎、味覚異常、発疹、かゆみ、色素沈着、脱毛などがあるとの説明を受けた。

粒子線治療のおかげで痛みは消えたが、10月のＰＥＴ-ＣＴ※検査の結果は陽性、異常集積２＋で、がんの進行は止まらなかった。そこで主治医Ｍから薬を追加する２剤併用治療の提案を受けた。ＵＦＴ内服に加えて、ナベルビン20㎎週１回を３週連続で点滴し、１週間休薬する治療が追加された。ナベルビンも低用量治療を希望したが、異常集積が強いため半量では難しいと、標準値の70％量で治療することになった。それから７か月間、ＵＦＴとナベルビンの２剤併用療法を続けたが、次の年の５月に受けたＰＥＴ-ＣＴ検査で、新たに後腹膜リンパ節群の異常集積※※が増悪したため、5月13日をもって、2剤併用治療は中止となった。要するに、期待した効果は見られず、しんどい思いをしただけで、治療は空振りに終わった。

※PET-CT検査　PETはpositron emission tomography（陽電子放出断層撮影）の略で、放射性薬剤を静脈注射して、その集積の様子を特殊なカメラで画像化し分析する核医学検査の一つである。全身の代謝機能の異常を調べることができる。一方、CTはX線を使って体の断面を撮影し、病変部の詳細な画像を得て形の異常を調べる検査である。PET-CTは、この二つの検査を同時に行うものであり、診断の精度が上がると同時に、がん患者にとっては別々に検査するよりも負担が少ない。

※※集積　がん細胞の活動が活発な場所に、検出のための薬剤が多く集まること。

実践できる医師が少ない　がん休眠療法・メトロノーム療法

がんと共存を目指す治療法として、自分の目標に合っているのではと、私は早い時期から、がん休眠療法・メトロノーム療法に注目していた。

抗がん剤には投与できる上限、つまり天井は存在する。体表面積から計算する標準投与量の100%理論値である。しかし、どのくらいまで減らして効果があるのかという下限、つまり底については、ガイドラインはおろか、目安さえない。主治医Mは、私が望む低用量のメトロノーム療法に耳を貸してくれたので、その点、私はラッキーだったが、その彼でも、思い切って量を減らすことは、なかなか難しい判断だったようだ。

がん休眠療法などは、学会の標準的治療に従わない治療と言える。抗がん剤製薬メーカーが学会に与える影響は強く、製薬メーカー寄りの学会が支配するがん治療分野においては、低用量派は少数派であり、認知度は低い。休眠療法に続いて、米国で提唱されたメトロノーム療法も、日本での認知度は相当低い。私はこのがん休眠療法や副作用の少ない低用量療法は、理にかなったがん治療だと直感していた。ネットを見ると、最近は、がん患者にも専門医の言いなりにならない人たちが増えている。抗がん剤は間違いなく、がん治療に有効である。だからこそ、患者の体力に見合った量と使い方が大切と思うのである。しかし、医師である私ですら主治医探しに苦労し、低用量の抗がん剤治療は試行錯誤だった。がん休眠療法・メトロノーム療法を理解し実践できる医師は、まだ本当に少ないのが現状だ。

白血球数の低迷を心配

２０１３年9月から10月の間、抗がん剤治療は低用量ＵＦＴの内服だけだったが、私は、免疫を代表する白血球の中のリンパ球数が減少することを心配していた。体にできた異物であるがん細胞を攻撃し排除する免疫力は、小腸と骨髄《こつずい》で作られる。内服抗がん剤は小腸を直撃し自己免疫を弱める。私は以前から、化学療法の怖さを知っていた。先立って逝った友人たちの多くは、驚くほど白血球が少なかった。亡くなる前日まで、抗がん剤の点滴を受けていた友人もいる。私は自分の白血球数、特に免疫を担うリンパ球の数が気になって仕方がなかった。これからの低用量治療では、リンパ球を千個以上に保ちたいと思った。

リンパ球の減少によって引き起こされる自覚症状は、風邪をひきやすく、口内炎・歯肉炎になる、アレルギー症状が出やすくなる、下痢しやすくなることである。私の場合は、軽い風邪症状が出ることはあったが、こじらせることはなかった。下痢することは多かったが、歯肉炎にはならなかった。一番困ったのは、アレルギー症状と口内炎だった。

２０１３年10月に粒子線治療の途中から、ＵＦＴ（朝１００㎎夕２００㎎）の内服に加えて、標準量の70％のナベルビンの点滴（1クール合計60㎎：20㎎を1週間に1回点滴、

３週間投与で１週間休み）が始まった。ＵＦＴの内服だけでも体の重さ、だるさを感じていたところへ、標準投与量の70％の低用量とはいえ、ナベルビンの点滴が加わったので、これはかなり堪えた。最初の訪問者は、両下肢、なかでも足首から足の甲に出る相当に痒みのある湿疹と口内炎であった。どちらも休みなく、常にいる招かれざる客であった。みぞおちのムカムカはあったが、嘔吐することはなかった。主治医Ｍが気にしたのは、白血球の減少であった。白血球が減り過ぎると感染しやすくなる。そこで、白血球、なかでも好中球を増やす薬であるノイトロジンかグランを勧められた。結局、グラン５日間を毎日注射する指示が出た。グランの副作用はそれほどないと安心していたが、気分不良に苦しみ、５日連続注射の予定を、体調がおかしくて２日で勘弁してもらった。グランを断ってから体調は元に戻った。意外にも、１週間から10日放っておけば、白血球は自然に抗がん剤投与前の数に戻ることを知った。抗がん剤に併用する吐き気止めナウゼリンもお断りした。病人のわがままと言えばそれまでだが、ナウゼリンはほとんど効かない。抗がん剤の副作用の吐き気には、※正式な制吐薬がある。本人が望む薬剤選択も大切と思った。私が医師だからそんなことが言えたと思うが、遠慮ぐらい危ないことはない。私は直感を大切にした。

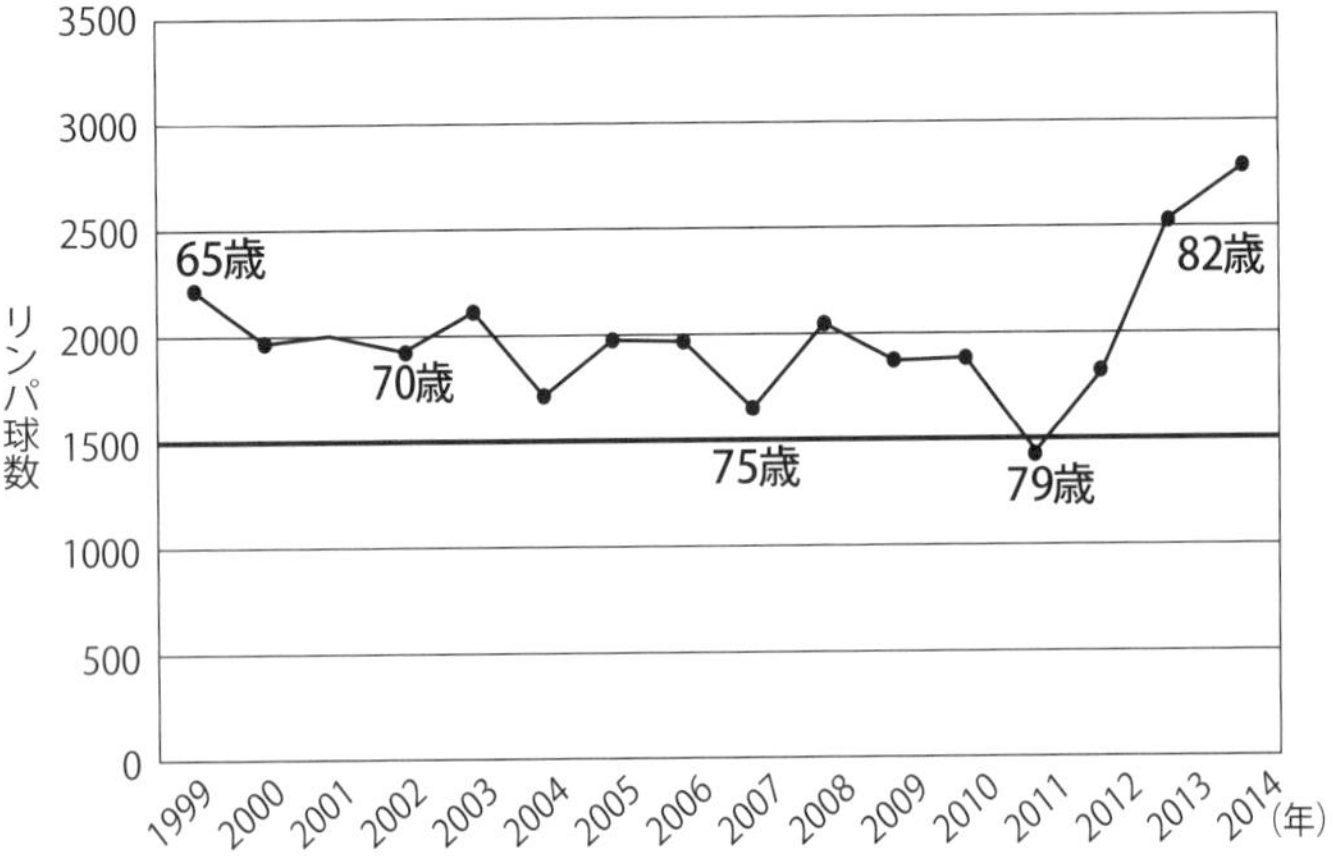

今も元気な友人のリンパ球の推移

私の友人で、肺がんを発病し、手術も抗がん剤治療もかたくなに拒否し、がんは次第に増大するのだが、15年間、普通に日常生活をしている人がいる。彼はやり手の経営者であったが、私財を全て処分し、年金でひょうひょうと生きる生活に一八〇度生き方を変えていた。私は強い興味をおぼえ、彼の検査データを見せてもらった。自己免疫の主役であるリンパ球の数を見ると、リンパ球は概ね30%以上、数は1500~2200個/μℓを保っている。リンパ球1800以上は理想と言われているが、なるほど、彼が長生きしている理由はリンパ球なのだと納得した。

※正式な制吐薬　抗がん剤による吐き気を和らげ

る薬。世の中にはいろいろな吐き気を抑える薬があり、一般的にはナウゼリンやプリンペランなどのドパミンD_2受容体遮断薬が使われる。ところが、シスプラチンなど白金製剤などの抗がん剤による吐き気は、吐き気が起こる仕組みが違うので、がん治療の制吐剤のガイドラインでは、5-HT_3受容体拮抗薬（イメンド、アロキシなど）とその効果を増強するステロイド系（デカドロンなど）の薬を合わせて使用することを推奨している。残念ながら、入院中、私がこれらの薬を使用してもらうことはなかったし、説明を受けることもなかった。

ＣＴ検査でも被曝する

医師は、検査による被曝線量については教えてくれない。患者にとって、受ける検査の被曝線量は気になる。検査技師など放射線機器を取り扱う医療従事者の、被曝許容線量は年間最大50ミリシーベルト、５年間の積算では１００ミリシーベルトである。患者が数回のＣＴ検査を受けると結構な被曝になる。ＣＴメーカーは、装置の低被曝線量を売りにしているが、映像の鮮明さを維持するために、ある程度の線量照射は避けられない。医師は鮮明な画像がほしいし、患者もがんを見落とされたくはない。結果的に、どのＣＴを使っても、１回あたり、３～５ミリシーベルトの被曝は避けられない。エコー検査は鮮明度に欠け、造影ＭＲＩは、ＣＴ検査に比べ５倍から10倍の時間がかかる。忙しい病院、すぐに結果を求める医師はＣＴ検査をしたがる。

どれくらいの間隔でＣＴ検査を受けるのがよいか

昨年春の大学病院を受診するための検査から、検査受難が始まった。入院してからの検査、骨転移への放射線治療を相談に行った病院での検査、粒子線治療の郡山での度々の検査。８か月の間にＣＴ検査４回、ＰＥＴ-ＣＴ検査３回、言ってしまえば、低用量の放射線照射療法を受けているようなものだ。患者は、検査に行くと説明を含めて相当な時間、病院に拘束され結構疲れる。末期がんの人が、過剰な検査で乏しい体力を消耗するのは本末転倒している。病人の食欲、体重、血液検査値から病状はよくわかるはずだ。医師は自分の興味で安易に検査をすべきではない。とにかく検査が多すぎる。

抗がん剤の効果を見るための画像検査は、４か月おきでよい。特に、治療を始めた最初の頃は、主治医が検査をしたがる傾向がある。しかし、４か月後で十分である。特に、造影剤を使うＣＴ検査は腎臓に影響するので、主治医に、私の腎機能から造影検査は大丈夫ですか……と確認すべきである。知らないから、無知だから、医者に任せているから……これほど危ない話はない。ちなみに、ＰＥＴ-ＣＴ検査は半年おきで十分である。

2013年11月　体質を変えたいとゲルソン食事療法を始める

化学療法だけに頼らない治療法を模索し、インターネットで検索する中で、野菜ジュースが良いという意見が圧倒的に多いことに気付いた。中でも、ミキサーで粉砕してしまうのではなく、モーターによる熱が加わらないスロー・ジューサーという方式で作るジュースは、野菜酵素が生きているため、がん治療によいということがわかった。とりあえず国産のジューサーを試してみたが、さらに調べると、ゲルソン療法で推奨されているノーウォーク・ジューサーが、世界で一番良質のジュースを作れるらしいということがわかった。国内の代理店がなかったので、米国の本社と連絡をとり、苦労の末、大きなノーウォーク・ジューサー第一号がやってきて、これで準備は整った。

11月に75歳の誕生日を迎えた。やっと父親と同じ年まで生きた。この時、前向きに食事療法に取り組もうと思った。色々な食事療法に関する本を読みながら、どれを選ぶか試行錯誤した。治療で郡山に滞在中、胃がんの手術を経験した友人がホテルを訪ねてくれた。京都大学名誉教授の指導で断塩療法をしており、醤油はつけずに握り寿司を食べていると話してくれた。この話はとても参考になった。色々読んでみたが、マックス・ゲルソンの書いた『ガン食事療法全書』が私の気持ちに一番ピタッと来た。食べてはいけないもの尽くしに躊躇したが、ついに重い腰を上げ、11月からゲルソン療法を始めることにした。これは一大決心であった。

とにかく歩く

低用量とはいえ、次々と現れる副作用に難渋しながら、誕生日を前に、とにかく歩き始めた。歩かないとダメになるとの本能的直感だった。来年の桜まで生きねば、死にたくないと思いながら歩いた。この頃は、薬物アレルギーのためかよく下痢をした。歩いている途中で催してしまうので、コンビニなどのトイレポイントをチェックした。少し距離を歩けるようになったら、職場まで歩こうと思い立った。まだ、全行程は歩けず、途中まで職員ＯＢに迎えに来てもらっていた。

２０１３年12月には自宅から職場まで、ついに歩いて通勤できるようになった。末期がんといえども、歩くのは健康の秘訣。ゆっくり歩いて1時間。寒い季節のほうが、むしろ歩きやすい。通学路や路地裏には、寒空に残った柿など、家々のほのぼのとした生活が見え、楽しい。歩くと、不安の気持ちは楽になり、自然と鼻歌が出ていた。

２０１４年１月　本格的なゲルソン療法を始める

平成26年の元旦を身内と実家で祝った。余命告知では、この春が最後の桜のはずである。しかし、現実には到底お迎えが来るようには思えない。もはや走ることは難しいが、多少ふらついていても頑張って歩いた。指で押さえると足がむくんでいた。靴が入りにくいので、靴底インソールを抜いて履いてみたりもした。それでも、歩けば気分爽快、気分が良くなる。喜びを感じながら、あれこれ工夫して毎日歩いた。春は越せそうだと感じていた。

1月、それまでは、星野博士がアレンジした星野式ゲルソン療法を参考に取り組んでいたが、せっかくするなら、正式なゲルソン療法に挑戦してみたいと、日本で唯一ゲルソン協会の認定を受け、千葉県で行われているゲルソン療法の研修会に関係者に勉強に行ってもらった。そこで教えてもらったオートミールの味がすっかり気に入って、以来、オートミールを主食にすることにした。ハーブティーもここで教えてもらって、しばらくの間、ミントティーやカモミールティーのお世話になった。

２０１４年３月　味がわからない、点滴が入りにくい

まもなく春が来ようとしているのに、食事が一向に楽しくない。味覚が完全に変わって

しまって、味がよくわからない。ゲルソン食事療法は断塩のため超薄味である。とはいえ、食事療法を始めた頃は味がわかっていた。他にこれといって楽しみがない中で、食事は楽しみの大きな部分を占めていたから、味がわからなくなって、食事のたびにやれやれと思うようになった。味覚だけでなく、飲み込みが悪く、声がかすれるなどの喉の症状も現れた。口内炎は相変わらず。あまりにひどかったので、主治医Mに相談したところ、抗がん剤の内服を休むことを提案された。内服薬を止めて1か月ほどしたら、少し良くなってきた。甘い、辛い、苦いの味が戻ってきた。味覚の世界はとんでもなく大きな世界であることを知った。大きな発見だった。

3月、もう一つ困ったのは、抗がん剤の点滴を行う際に、血管が浮いてこないのでなかなか針が入らなくなったことだ。抗がん剤は漏れると大変、いつもどちらかの腕に赤黒い大きなアザがあり、冗談に名誉の勲章と言っていた。静脈ポートを作ったらと勧められたが、感染が怖くて見送った。血管を浮かすのに、ポリバケツにお湯を入れて腕を温めたり、病院で一番腕の良いナースにお願いしたり、2週間おきにやってくる点滴は、血管の問題が一番大きかった。

まだ死ねない　やることがある

体はしんどいが、気持ちは前向きだった。昨年11月に出版した130ページの小冊子「増える脳過敏症――やっと解放された36人なまの声」は、火事場の馬鹿力の産物だった。この本を、一般の人たちが読んで納得できる、医療関係者も読んで納得できる学術的な正式本にして出版したいという思いが強くなった。理由の一つに、後輩の経営する病院に勤めている若い研修医が小冊子を読んで、「この本にはエビデンス※がない」とコメントしてきたこともあった。正式な本を書いて、改めてその若い研修医のコメントをもらうまでは、私は死ねない、と心の中で叫んでいた。

※エビデンス　科学的根拠・証明

リンパ節転移群の増大

昨年の11月のPET-CT検査は立派な陽性であった。半年経つので、PET検査を受けることになった。この半年間、私なりにゲルソン食事療法を一生懸命頑張ったので、その効果に淡い期待を持っていた。ところが残念なことに、結果は逆に腸骨リンパ節転移群

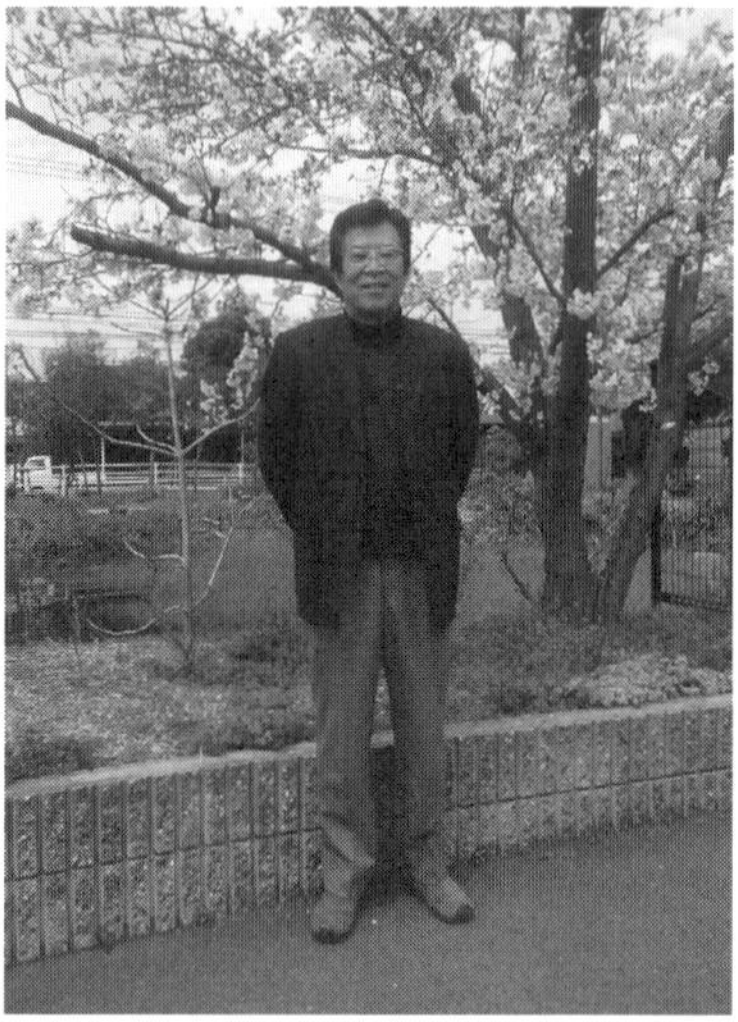

ついに桜を見る
2014年4月、肺転移・骨転移から８か月。
無事、実家の庭で桜を見る

の増大であった。下腹部の正中からやや右寄りのところが、ぴかっと強く光っていた。さっそく、呉に連絡し、画像を見てもらった。主治医Mから、「この転移リンパ節群は、今、叩かなくてはいけない。最後のチャンスだと思う」と厳しい説明を受けた。呉への入院治療が必要であること、腸骨リンパ節は、犬の足のように逆「く」の字型に広がっているので、右の腸骨動脈にカテーテルを入れ、直接抗がん剤を注入し、その後、放射線治療をした方が良いとのことであった。そうだよなあ、そう簡単に許してくれる甘い相手ではない。良いイメージのない抗がん剤動注治療だが、受けることにした。慌ただしく入院の準備をした。縁起をかついで、妻の命日、５月19日の治療を希望し、入院した。

2014年5月　しんどい通院　呉での治療

呉の病院で、後腹膜リンパ節（腸骨リンパ節）に対し、左の鼠径《そけい》部の大腿股動脈からカテーテルを挿入。カテーテルの先端を右の腸骨リンパ節近くの腹部大動脈、右腸骨動脈辺りまで進め、ここから抗がん剤を注入した。一般に言う動注療法である。続いて、抗がん剤の点滴と放射線治療を受けた。1週間入院した。あとは、片道2時間半かけて通院し合計25回、50グレイのX線照射を受けた。この頃、通院の疲れと抗がん剤のため、しんどさはピークだった。愛車プリウスの中はあまり広くない。片道2時間半かかる通院はとても辛く、助手席のシートを倒し寝転んだ状態で耐えた。だが、自分でも不思議に思うことは、体はしんどいのに、気持ちは結構明るく前向きだった。通院の途中のサービスエリアに寄って、行きは天津甘栗を、帰りはアンデルセンのパンを職場のスタッフのお土産に買って帰った。

呉に通院中、あまりのしんどさに耐えかねて、呉のマンションを短期間、借りることにした。呉の病院の事務長さんが紹介してくださった。主に通院、時に泊まったりを繰り返しながら、2か月間の放射線治療をのりきった。本当にやれやれだった。

2014年6月　これぞまさに低用量メトロノーム化学療法

UFT半量とナベルビン70％量の2剤併用の低用量化学療法は、模索的な挑戦だったが、残念ながらがんは縮小しなかった。1週間の休薬後、新たに、ジェムザール100mg、タキソテール20mg、カルボプラチン10mgによる動注療法を受けた。動注2日後から放射線治療開始、さらに1週間後からジェムザール50mg、タキソテール10〜20mgの週1回点滴を開始した。やってみるなら最後の機会と、低用量の抗がん剤を継続的に投与するメトロノーム治療への挑戦である。

昨年9月に、「化学療法が効かなければ、あと1年」との余命宣告をもらっていたが、あと2〜3か月でお迎えがくるとは思えなかったし、まったく死ぬ予感がしなかった。むしろ、化学療法が効いているという実感があった。だから、化学療法の点滴は、しんどいけれども楽しみでもあった。ドセタキセルに入っているアルコール溶媒のおかげで、点滴中はぐっすり眠れた。点滴後も気持ちはどちらかというとハイだった。ドセタキセルは、コーヒーのカフェイン、お茶のカテキンと同じ植物アルカロイドだから、コーヒータイムと思えば、それなりにがまんできるものだ。それにしても、この小1年、「しんどい、しんどい」と言いながらも前向きに仕事も出来、小旅行も出来た。妙なことに、「自分は幸せだ、幸せだ」が口癖になっていた。化学療法が効いて、きっと自分は助かるのだという、漠然とした希望と喜びが湧いていた。つくづく、人間とは不思議な生き物だと思う。

呉の病院で受けていた治療では、ジェムザール50~100mg、ランダは休薬、パクリタキセル10~20mgを1回投与して2週間休養するという低用量のメトロノーム治療に挑戦した。こんな少ない抗がん剤でも、口内炎や体の掻痒感など、結構な副作用があり、かなりの体調不良に苦しんだ。大学で受けた、身長体重、体表面積から割り出した100%量理論値の抗がん剤の量はジェムザールGem 1800mg、ランダCddp 120mg、パクリタキセルPtx 150mgで、ジェムザールは今回の投与量の18倍~36倍であり、パクリタキセルは、7.5倍~15倍である。しかも、この少量で効いていると体は感じていた。

アメリカのジョーク

治療で体も心もしんどい時、病気に対する不安でうつになる。「クヨクヨーなさんな」というアメリカン・ジョークがある。病苦でこの世が嫌になり、10階の屋上から飛び降りた男がいる。心配して声をかける各階の住人に、男は落ちながら手を振り、今のところ元気ですと挨拶した。これで楽になると思った途端に、男は陽気になり、笑いながら手を振って落ちていったという話。笑えない話なのだが、面白く、しんどいながら、幸せだ、幸せだと言っている私の心境にぴったりだった。この話を思い出した時は、しばらく笑い転げた。

振り返ると、私は、無治療の選択をして3年たってから、7時間に及ぶ手術、標準最大量の化学療法、粒子線治療、リニアック放射線治療、低用量化学療法、さらにゲルソン食事療法と、がん治療のフルメニューを経験していた。何が幸いしたのか、とにかく生きている。自分でも不思議だ。気持ちの持ちようは大切だ。空元気《から》でも、元気に振る舞い、現実はともかく、幸せだと、声に出して言う。これは意外なパワーを与えてくれる。がんになると、周囲の人は同情的になる。表向きは、まだまだ大丈夫と言ってくれるが、裏では「この人、来年はもういないよ」と、噂したりするものだ。だから、自分を勇気づけるのは、自分。自分に向かって励ます言葉に勝るものはない。

女性のあしを楽しむ

もう一つ大切なことがある。私の主治医も言っていたことだが、いくつになっても、異性への関心がある人、大切に思ってくれる異性といられる人が、治療成績が良いらしい。

私もこれには納得である。優しい配偶者もさることながら、街角で出会う、若くて素敵な異性というのは、不思議な元気をくれる。私の散歩の楽しみの一つでもある。低ナトリウムでふらふらしていても、素敵な異性のあしにはすぐ目が行く。化学療法の点滴後にふらつきながら歩いていた時、すれ違った女性を見て、「あの女性のあしはきれいだな」とつぶやくと、付添いのスタッフに、「私は気が付かなかったのに、良く見ていますね、その元気があるうちは大丈夫ですよ」と笑われた。

梅干しとスッパマン

大学病院で受けた最初の化学療法で、残った腎臓の遠位尿細管障害をきたし、塩分、つまりナトリウムの再吸収障害を起こしたため、以来この1年は、体の塩分が足りなくなる低ナトリウム血症という要らぬ余分をもらっている。このため、気温が高くなって汗をかく季節になると、塩不足というおかしな状態に陥ることがある。血液中の塩分ナトリウムは、たびたび測るわけにはいかない。血管のほとんど浮かない自分にとって、採血は苦痛だからだ。腎臓から塩が抜ける上に、塩分制限が強いゲルソン食事療法をしているため、暑いと簡単に低ナトリウムになってしまう。低ナトリウムになると、ふらついて真っ直ぐ歩けなくなる。口数が減って、いらいらする。この程度はいつも我慢している。何の前触れもなく、突然に体全体がしんどくなり、とくに胸が苦しく、救急車を呼ばなければと思うほどひどい時もある。ところが、そばにいる女性スタッフは心得たもの、さっと梅干しを持ってくる。だいたい3つ食べると体に力が戻ってきて、多い時は9つ食べたこともある。スーパーマンならぬスッパマンと命名された。以来、スッパマンは、歩くときはいつも、背負いバッグに水と梅干しを入れている。私がイライラすると、職場のスタッフは「梅干し、梅干し」と言う。

断塩に近い減塩生活の中で、私は塩の楽しみを探していた。知らず知らずのうちに、主婦も顔負けなほど、塩についての知識が増えていた。最初は沖縄の海塩が良いと思っていたが、これは、火をつかって釜で炊いたものだった。私は、ハプスブルク家の塩なるものにたどり着いた。これは、オーストリアのハプスブルク家御用達の塩である。スロヴェニアの塩田で、天日で作られている完全天然物だ。これは手間がかかるので、少量しか生産できない。しかし、味は逸品である。低ナトリウム対策に、指につけて舐めるのは楽しみである。

2014年7月　低用量でも口内炎の対策に四苦八苦

食事中、用心していても、迂闊《うかつ》なことに度々口の中を噛む。一度噛むと同じところをまた噛んだりする。噛み傷は、てきめんに口内炎になる。また、雑に歯磨きをすると簡単に口内炎が出来る。柔らかい歯ブラシに変え、用心して歯を磨いても口内炎ができる。そこで、歯間ブラシに変えたところ、こちらのほうが口内炎ができにくいことに気付いた。色んな経験をするものだと苦笑い。口内炎に対しては、病院から処方される塗布剤も内服薬も全く効かなかった。自分なりに色々と試してみたところ、ビバエンチュレー・スキンクリーム（スクワラン・アロエ配合）を塗ると有効なことに気付いた。特に、夜寝る前に口の中に十分に塗って寝ると、1～2週間続いていた口内炎が、なんと3～4日で良くなる。呉の主治医に伝えたところ、彼の病院で試され、確かな効果が分かり、彼の連絡で四国のがんを扱う主な病院のほとんどがこのクリームを使い始めたと聞く。

余命告知を意識　無謀な北海道の旅

7月に呉での治療が終わり、しんどさもピークだった。余命告知の1年が近づいていた。気分的に限界を感じながら、イチかバチかの冒険プランを立てた。発病の翌年の20

11年に、すでに沖縄、石垣島、与那国まで、日本の西半分は走破していた。死ぬ前に残りを達成したいと、ヘリを所有している友人に、再度無理を言って北海道へのヘリの旅を敢行した。彼は、ヘリの教官の免許を持っている。私も訓練生としてなら法的に操縦も出来る。長距離の運転は1人では無理だから、半分は私が操縦した。夏の太陽光を遮るもののない上空は暑く、ペットボトルに入れたニンジンジュースが発酵して飲めなくなるほどであった。陸奥湾を通過し、津軽海峡を渡る時が一番緊張した。函館が近づくと、海霧のため視界不良であった。超低空で恵山岬をぐるっと回り、札幌の丘珠空港にやっと辿りついた。

復路はハプニングがあった。まず、海から流れてくる濃い海霧のため、前方が見えなくなり、咄嗟の判断で眼下の牧場に降りた。ヘリが落ちたと思って集まってきた村の人たちは、私たちに親切で、観光案内までしてくれた。翌々日、牧場を離陸し函館を眼の前にして、バーンという鋭い音にびっくりした。とても珍しいバードストライクだった。ヘリのガラスが割れなかったのは幸運だった。さらに自衛隊小松基地の管制領域を侵犯してしまい、大騒動だった。抗がん剤の動注と放射線治療の後、体はよれよれ、気力だけで生きている状態の中で、周囲の反対を押し切っての、病気を忘れる究極の空の旅を楽しんだ。

北海道へのヘリの旅で、新鮮な野菜ジュースなしでは生きられない体であることを改めて痛感した。ペットボトルでは、保冷していても、長時間の保存は無理で発酵してしまった。体が生ジュースを要求する。日帰り旅行でも、常にヘルシオジューサーとニンジンを携帯した。「しんどい、しんどい」と言いながら、化学療法の合間をぬって、気分転換に車であちらこちらをドライブした。そこでプリウスよりもミニバンが良いことに気が付いた。ミニバンに変えてから、ノーウォーク・ジューサーを積んで、さらに距離を延ばした。

2014年8月　食欲のありがたさを知る

この夏も暑かった。抗がん剤の毒で弱った体に暑さは相当にこたえた。しんどいと言いながらも、遊びもでき、仕事もできたのは、食欲があったからだと思う。いつも主治医は、「食欲はどうですか、体重は変わりませんか」と問いかけてくれる。1年経って、主治医の言葉の重みを実感した。先に逝ったがん友たちに共通することは、食べられない悩みであった。体力が保たれて初めて、気力があると思う。食欲を奪うほどの抗がん剤を使っては助かるはずはない。低容量の治療でリンパ球数は、千個以上を保ち、食欲を維持するという、がん治療の基本が私を生かしていると思っている。

2014年9月　貧血と低タンパクとの闘い

もともと私は貧血傾向だったのだが、ここにきて一段と貧血が進んだ。ふらつきは低ナトリウムのせいか、貧血のせいかわからない状態だった。白血球の減少に遅れること半年で、赤血球の減少である貧血が起こってきた。化学療法の副作用である骨髄機能の抑制である。予測される副作用なので、ヘモグロビンの値が10g／dℓを下回ったら治療を考えましょうと言われていた。

貧血と同時に低タンパクの傾向も出てきていた。低タンパクは、栄養失調ということである。もう1年、化学療法を頑張ろうと思っていたので、低タンパクから早く回復させるために肝臓を元気にする薬やサプリメントを調べた。ゲルソンサプリのレバーカプセルなども取り寄せたが、結局、処方してもらった肝庇護剤グリチロンを服用しているうちに徐々に回復してきた。栄養状態の悪化は、がん患者に共通する苦しみである。裏返して言えば、肝機能を損なうほど、抗がん剤を使ってはいけないという証でもある。肝機能を維持することなしには、がん患者は助からない。私の学んだ教訓であった。

私を支えてくださる人々

「しんどい、しんどい」と言いながらも、なんとか普通の生活ができているのは、私を支えてくださる主治医と、退職スタッフなどの皆さんのおかげと、言葉では表せないほど感謝している。自分の人生を振り返って、強烈な反省のなかに、今の自分が生きていることを有難く思う。発病当初や、転移が始まったとき、家族の無関心を嘆いていたが、考えてみるとその原因の全ては自分に帰することをしみじみと知った。仕事優先の人生で、妻も子供もほっぽらかして、親族縁者と疎遠になったツケが来たに過ぎない。もっと家族を大切にしておけば、こんなことにはならなかったとしみじみ思う。後の祭りとはいえ、気が付いただけ良かった。末期がんになって、学んだことは多い。周囲から丸くなったと言われるようになった。

治療中 いつもリンパ球の数を心配

白血球は、好中球60％、リンパ球35％、その他５％からなっている。リンパ球は自己免疫の主役であり、がん細胞を攻撃するのはリンパ球である。私たちは、抗がん剤治療を受ける前のリンパ球数を知っておく必要がある。がんと闘うには、リンパ球数１５００以上

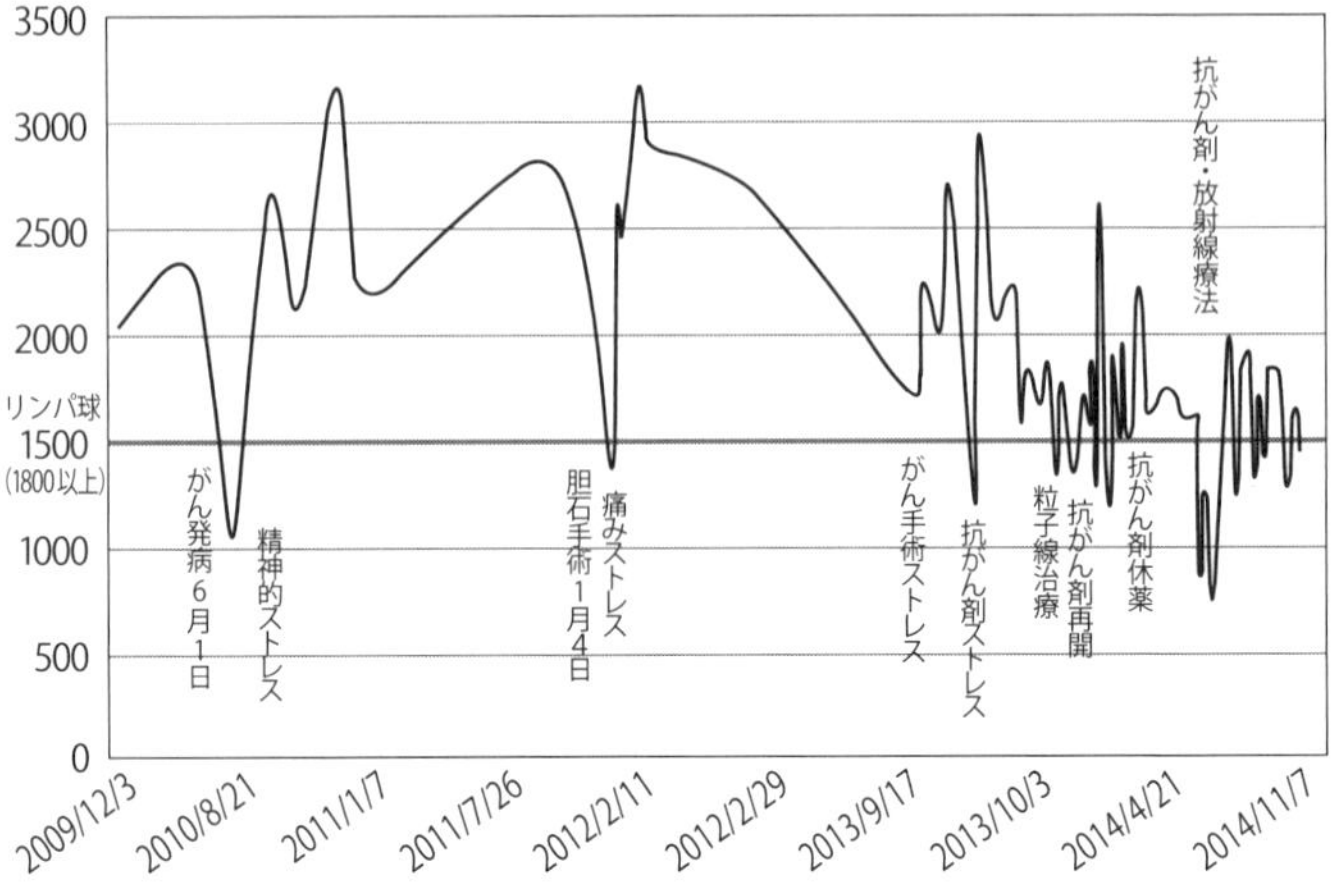

概ね1000以上。私のリンパ球数の推移

説、１８００以上説がある。抗がん剤を使うとリンパ球数は見事に減少する。なんとか、リンパ球１０００を保ちたいのだが、現実はそううまくいかない。若者に比して高齢者のリンパ球数は少なめだから、抗がん剤治療を受けると余計に減少が目立つ。白血球が３０００以上あるからといって、安心はできない。私の場合、抗がん剤はこれ以上減らせない量まで減らしていたので、他の色々な対応策を試みた。白血球（リンパ球）を保つためには、楽しく生きる。楽しく生きる原動力は食事、睡眠、散歩である。散歩はとても大切、しんどい時でも30分以上、３０００歩以上歩いた。表は、私のリンパ球の推移であるが、１０００以下に落ちたのは2回だけで、リンパ球数の千個以上の維持は上手くいったと思う。

余命告知から1年

２０１４年９月になり、気が付くと告知の１年が来ていた。記念日は景気よく何か楽しいイベントをと思ったが、抗がん剤を点滴すると、その日を入れて４日間は体から塩分が抜け、体は気だるく、活気のない時間となった。また、ある暑い日の野外で食事をした夜、胸がしんどく、体の力が抜け、身の置き所がなくなった。ここでは死ねないとスタッフに携帯で電話をしたところ、「梅干を食べて水を飲んで」と言われた。慌てて梅干しを３個、少し気分が落ち着き、さらに３個と、全部で８個の梅干を食べ、しっかり水を飲んだところ、気持ちはスッキリし元の状態に戻った。何のことはない、熱中症になっていた。記念すべき日は、熱中症の騒ぎで終わった。

この頃は、免疫の勉強ばかりしていた。知らないことも多い。リンパ球には色々な種類がある。Ｔリンパ球、Ｂリンパ球は骨髄で作られる。Ｔリンパ球からはサイトカイン、Ｂリンパ球からは抗体（鉄砲）が作られる。ナチュラルキラー細胞（ＮＫ細胞）、Ｔリンパ球、Ｂリンパ球、単球（マクロファージ）、樹状細胞など、全てリンパ球に属している。

リンパ球はストレスに弱く、ストレスがかかると減少する。森林浴をするとＮＫ細胞の働きが1日目で26・5％、2日目で52・6％増加したという報告がある。不安というストレス、痛みというストレスへの対策とは、リンパ球を減らさない対策であり、自己免疫力を落とさない対策である。ストレス対策には苦心した。私は治療中、頭の中は免疫のことでいっぱい。いらいらして周囲には迷惑をかけた。

近藤 誠の考えは危険　演出されたベストセラー

近藤 誠の『病人よ、がんと闘うな』『抗がん剤のやめ方始め方』『抗がん剤は効かない』は、製薬メーカー寄りの学会への反発と出版社の演出もあり、ベストセラーとなった。しかし、近藤の抗がん剤を真っ向から否定する考えはおかしい。真に受けてはいけない。抗がん剤がなかったら、私は今生きていない。食欲を落とさず、免疫力を下げずに、個人個人の病状に合わせた抗がん剤使用は大切だ。がん治療専門医は、抗がん剤の良い面を活かし、その病人に合った適量使用を目指すべきだ。

免疫力をあげるには睡眠が大切

免疫の主力はリンパ球である。私は化学療法を続けながら、リンパ球の低迷を常に気にしていた。安保徹の論文によると、リンパ球は、夜間睡眠中に活動する自律神経の副交感神経支配下にあるという。このことから、元気なリンパ球を維持するためには、睡眠がとても大切ということになる。がん患者の多くが、常に潜在的な不安を持っていて不眠を訴える。私自身、納得できる睡眠を得るために色々な工夫をしている。一番効果の高いのは、仕事に集中したあとの疲れ、ウォーキング、ストレッチ体操である。リズムの良い生活をしていても眠れない夜は、睡眠薬の少量を工夫して使っている。

2014年10月　がん患者は夜 寝るが勝ち

化学療法を始めて一年が過ぎ、私はあらためて睡眠のありがたさを実感している。よく眠れた次の日は、体調も気分も良い。食欲もある。しかし、化学療法中、良眠はそう簡単ではない。高齢者は6~7時間睡眠でよいと言われているが、7時間は眠りたい。闘病中は病状進行への不安が強く、なかなか熟眠は難しい。その上、夜間2回は排尿に起きざるを得ない。排尿の後、眠りにくい時もある。寝不足、熟眠感不足では、てきめんに次の日に元気が出ない。しかし、安易に睡眠薬に頼りたくない気持ちがある。不安が強いと、睡眠は浅くなり、夢が増える。時に悪夢を見ることがある。

闘病中の不安と不眠は、リンパ球の元気度に大きく関係している。ぐっすり眠ってリンパ球を元気にすることは、体の免疫力を高め、がんと闘うことでもある。その意味で、睡眠薬は、抗がん剤と言えなくもない。私は、睡眠薬ではないが、副作用として眠気を起す三環系抗うつ薬、ノリトレン10mg錠を試してみた。飲んでみると、睡眠薬以上によく眠れ、

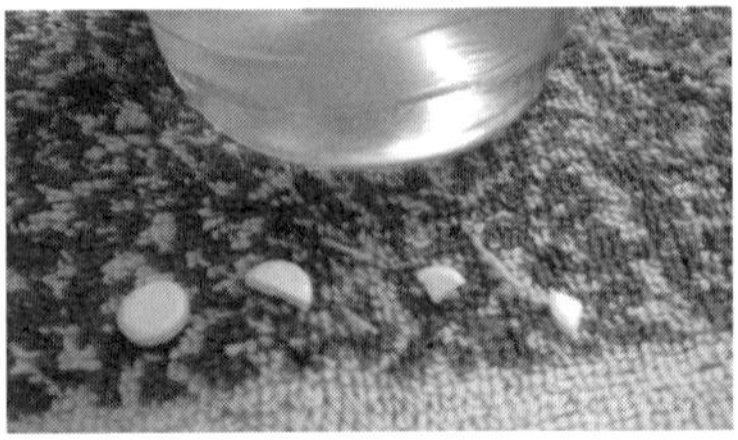

枕元にサイレース1mg錠の4分の1、愛称「こつぶちゃん」。とても安心。2回飲んでも大丈夫

半錠で十分効果があった。ノリトレンだけで朝まで眠れるときも多いが、中途で目が覚めることもある。

不安で心が緊張しているからだと思うが、午前2時~3時頃、トイレに行った後、眠れないことがある。私はいつも21時すぎに就寝している。多い時は2時間おきにトイレに起きる。1回目はすぐに寝てしまう。ところが2回目、3回目の後、眠れない時がある。3時間就眠、5時間就眠した後に多い。街中が眠っている最中、眠れない理由をいろいろと

考えてみる。なるほど、と辿りついた答えがある。労働では、昼休憩45分が義務付けられている。夜の睡眠も同じではないだろうか。睡眠は、眠る力がいる立派な労働である。3時間、5時間眠ったら、45分の休憩があって然るべき。しばらく眠れなくても、夜休憩だと考えると不思議と眠れる。それでも眠れない時は、抗不安作用を持つサイレース、デパス、レンドルミンなどが良い。私は、睡眠薬サイレース1mg錠を飲んでみた。これだと朝、体がだるく起きにくい。半錠でも多い。結局¼錠（愛称「こつぶちゃん」）を愛飲している。こんな少量でも、飲むと不思議なことに、あと2時間ぐっすり眠れる。

体の免疫力を高める指・足裏療法、指圧マッサージ

リフレクソロジー（足裏療法）は、「つむじ風くん」を使って、就寝前に足の指先、爪の生え際と足裏の指圧を入念に行っている。最初は痛いが、今は心地よい刺激となっている。副交感神経を刺激し、リンパ球を元気にする足裏療法は、睡眠にも効果的である。体のストレッチと合わせると、より効果的な印象である。

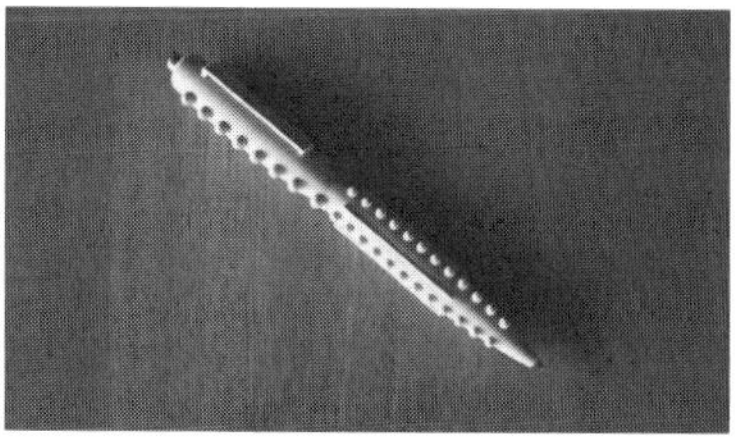

つむじ風くん

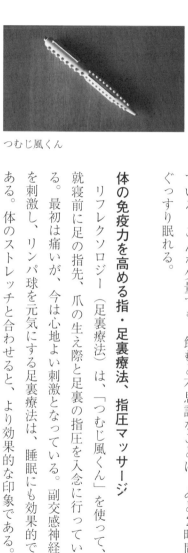

足裏療法のできにくい人は、簡便法として、ゴルフボール足裏マッサージや青竹踏みがお奨めである。足マッサージ器も悪くないと思うが、私は「つむじ風くん」に惚れ込んでいる。

三重苦——誤嚥、痒み、口内炎——の副作用に苦しむ

10月、抗がん剤は低用量であったが、色々な副作用に苦しんだ。意外なことに、抗がん剤の副作用として、咽頭の感覚鈍麻はあまり強調されていないように思う。がんの末期患者の多くは誤嚥《ごえん》性肺炎で苦しんでいる。なかには不幸にして、死に至る場合もある。全てが化学療法の副作用とは言わないが、抗がん剤による咽頭の感覚鈍麻は誤嚥を起こす大きな原因の一つである。わたし自身、自分の唾液を飲み込むときですら、しばしば間違ってむせていた。対応は、正しい姿勢でご飯を食べるということくらいである。幸い食欲は保たれていたので、飲み込みに注意しながら、食事療法に集中した。食事の際に辛いのは、多発するしつこい口内炎で、口を開けて食事を流し込む日々が続いた。下半身に多い薬疹の掻痒感は、かきむしりたい衝動に駆られ睡眠の障害になる。化学療法でしか経験しない苦しみである。

誤嚥はひどく、咽頭のマッサージも試してみたが効果らしい効果はなかった。両方の足から下腿にしばしば出てくる発赤と痒みには、口内炎で効果のあったアロエ・スクワラン配合のクリームをすり込んでみた。しっかりすり込むと痒みが和らぐ効果があった。これが唯一の対処法となり、いつもそのクリームをそばに置くようになった。

肺の影が消えた

ＰＥＴ-ＣＴ検査は、不安でもあり、楽しみでもある。闘病生活を始めて18か月ぶりに、２０１４年10月の検査で初めて陰性となった。放射線科専門医に、過去の写真から今日のＰＥＴ-ＣＴ検査まで詳しくみてもらった。一番気にしていた右肺上葉の転移病巣は、よく見るとまだ何かありそうにも見えるが、消えていた。この日、近親者で集まり、ビールで祝杯を挙げた。皆から、よかったねと祝福を受けた。

２０１３年　４月　陽性　　右尿管の病巣と右腸骨リンパ節転移の2か所に集積あり。
　　　　　　10月　強陽性　右腸骨（骨盤）と右腸骨リンパ節に集積あり。
　　　　　　11月　弱陽性　以前の2か所とも集積が弱い。新しい集積なし。
２０１４年　４月　陽性　　右腸骨リンパ節のみ集積あり。右肺上葉の肺転移病巣は

1㎝と小さいため、集積が見られたことはない。

10月　陰性　久々に体のどこにも集積なし。肺の影が消えた。

実家の保存の目処が付く

生きている間に片付けたかった大仕事、実家の保存に目処がついた。母が設立した大田ふるさと資料館の寄贈を岡山市に打診したが、財政的に余裕がないとあっさり断られた。ならば、自分で公的な受け皿を作るしかない。ヘリ旅の親友S君のアドバイスをもらって、非営利法人設立の準備を進めていた。非営利法人の申請は、行政書司に頼まず、秘書と2人で行った。広島法務局に行く元気がなく、書類は郵送させてもらった。かかった費用は11万円であった。２０１４年９月26日、法務局から待望の「非営利法人 岡山県文化資料保存協会」の認可を受けた。S君に感謝。お礼に、資料館に安置していた、大切な3メートルの十一面観音立正像を、彼の宝《ほ》来《ぎ》宝《ほ》来《ぎ》神社に寄贈した。

２０１４年11月　心残りだった実家の後始末

76歳の誕生日。実家の守りは長男の宿命、嫁いだ姉たちはあてにならない。母の遺した大田ふるさと資料館は非営利法人となったが、古くなり二階は雨漏りが始まっていた。発病前から始めていた改修は道半ばであった。改修費用とその後の維持費用を捻出するためには、長男に退職金の無理を言わねばならなかった。病院は法的にも税制面でも、公的病院と同等の扱いを受ける社会医療法人であるから、私の退職金には苦労したようだ。国税庁とも相談したらしい。退職金は、改修費用の追加、実家である資料館を管理する岡山県文化資料保存協会への寄付でなくなった。実家は私の手を離れたが、無事に後世に残る形になった。

2014年12月　大晦日の気持ち

年の瀬を迎えた。1年前の12月に比べ、気持ちはずいぶん安定していた。

大晦日の気持ち

　2013年は殺されかけた1年　感無量

今年は這い上がって生き延びた1年　仕事もし、遊びもし、感無量

来年はどうなることやら…の不安は、去年ほどではない。（当時の日記から）

一日一日を一生懸命生き、この1年間の出勤日数は159日、毎月平均2週間働いた。7月はヘリで北海道に行き、8月は石垣の海で泳いだ。

以前、万歩計を使った「1万歩歩こう運動」が流行った時期がある。リズム歩行であるウォーキングはとても大切だ。以前使っていた万歩計をやめて、より正確な携帯のアプリを使うことにした。携帯のアプリは、日常生活の中で意識せずに歩いている「生活歩数」と、運動として一定のリズムで歩く「リズム歩数」を分けて、リズム歩数の時間、距離、消費カロリー、脂肪燃焼などを表示してくれる。私は、携帯の「生き生き歩数（リズム歩数）」と時間表示を目安に、1日30分以上、3000歩以上を目標としている。寒くなると、運動量は減りやすいので、職場まで5㎞の道のりを6000歩、1時間かけて歩いている。気が付けば、全行程を歩けるようになっていた。

2015年1月　しんどさはピーク　ふらつきながら寒風の中を歩く

化学療法を始めて1年半、相変わらず体はしんどい。気持ちもしんどい。主治医から、抗がん剤治療日ごとに、「体調は変わりませんか、食欲は変わりませんか、体重は落ちませんか」と確認がくる。心身ともにしんどいと正直に言うべきか迷う。食欲は変わらない、体重も変わらないとだけ答えている。体調不良、気分不良は何とか乗り切らなければならない。朝、雪の舞う寒風の中をふらつきながらも、小1時間かけて歩いて出勤する。朝は、小鳥のさえずりを聞くことが出来る。ケリー・ターナーの『がんが自然に治る生き方』という本に、小鳥は酸素が増えるのを感知して、日の出52分前に鳴きはじめるという話がある。朝の散歩出勤で素晴らしい気分転換をもらうことが出来る。この爽やかな気分が体調を改善するのではと思っている。

死に直面すると人は変わる　まだ死ねない

小冊子「増える脳過敏症――やっと解放された36人なまの声」に対する、若い研修医からの、医学的根拠がない、というコメントに奮起して書き上げた学術書『脳過敏症』（333ページ、本体4400円）をついに出版した。この本は、国会図書館と全国の医学部図書館に寄贈した。本を書きあげてみると、この英語版を出版したいという思いが湧いてきた。さらに、書き足りなかった慢性緊張型頭痛や前庭性片頭痛についても、その原因と治療について書き加えたくなった。そのためには、少なくともあと1年は死ねないと思った。

5年前、血尿で発病した時は、治療に対し、のらりくらりと根性は座っていなかった。リンパ節転移と尿管閉塞による水腎症で手術を受けた時も、まだ根性は座っていなかった。骨転移、肺転移を来し、ステージ4の末期がんと告げられて初めて、根性が座ったように思う。気持ちは100％前向きになり、この時から火事場の馬鹿力が始まった。もうダメだと言いながらも、まだ死ねないし、死にたくない、死ぬ気がしなかった。

2015年3月　化学療法はさらに低用量となる

不安と期待のなかで、PET–CT検査を受けた。医師から、異常集積はありませんよと伝えられたとき、まだ生きられるんだと、何とも言えない喜びと満足感がわき上がった。PET–CT検査陰性の結果を呉に連絡すると、主治医Mも喜んでくれた。この頃、私のしんどさが伝わったのか、主治医から、使っている抗がん剤の使用量をさらに減らす旨、連絡があった。待っていたはずの朗報だが、今すでに十分低用量なのに、これ以上減らして大丈夫か、率直な不安を主治医に伝えた。そこには、抗がん剤が減ることを単純に喜べない、薬に頼っている自分がいた。あれほど化学療法の終了を待ち望んでいたのに、素直になれない自分、病人の心理は不可思議だ。

2015年5月　粒子線治療後の置き土産

郡山で受けた骨転移部への粒子線治療の痕に、1年経った暮から、違和感と皮下に堅いしこりのようなものが出てきた。格別な痛みは無いが、月を追うごとに増大してきた。ちょうどズボンのバンドの当たる右の腰骨の辺りだった。5月に入ると立派な膨らみに成長した。大きさは8㎝以上、鶏卵大であった。診察してもらったところ、粒子線照射後に1年以上遅れて発生してくる皮下軟部腫瘍と診断された。良性であれば軟らかいが、これだけ堅いと悪性の可能性があると生検を勧められた。皮膚をアルコール消毒し、パチンパチンと10か所針生検を受けた。痛みは全くなかった。しばらく経って、組織検査の結果は、良性の線維腫とわかった。まれには悪性の肉腫もあるらしいのでほっとした。

2015年6月　屋久島へのヘリの旅

ヘリ友のS君に、森林浴を名目に屋久島の原生林に行きたいと、再びヘリ旅行の無理をお願いした。今の体力では、新幹線や船を乗り継いでいくのは到底無理、だが、気分転換がしたかった。鹿児島で給油して、あっという間に屋久島に着いた。2日間の滞在中、ヘルシオジューサーを持参してゲルソンジュースを作って飲んだ。楽しかった。帰りに思いがけないハプニングに遭遇した。屋久島を離陸してまもなく、同乗者が「あれなに?」と叫んだ。左を見れば眼の前にもくもくと噴煙が上がっている。口永良部島《くちのえらぶじま》が噴火した瞬間だった。鹿児島空港に着くと、朝日新聞の記者が待っていた。屋久島山頂に設置した口永良部島観測用定点カメラに、噴煙の中を飛ぶヘリの姿があり、提出していた飛行プランから、私たちのヘリが特定されていた。翌日、同乗者が撮った写真が朝日新聞のトップを飾った。

２０１５年７月　２年間の抗がん剤治療を終える

化学療法を始めて丸2年になった。化学療法を始めて1年経った時は、何の迷いもなく2年目に入った。2年経った今、3年目をどうするか。私のような低用量でも、真夏の暑さは相当に体にこたえる。化学療法を受けながら、猛暑を乗り切る自信はあまりなかった。化学療法中のがん患者にとって、夏は冬の2倍しんどい。正直、できたら一休みしたい気持ちがあった。別の問題として、薬剤耐性がある。どんな良い薬でも、繰り返し長期にわたって投与すると効果が減弱してくる。効かなくなる場合もある。夏は休薬し、秋から別の抗がん剤を試したいというのが本音であった。勇気を出して主治医にその旨、話してみた。ところが主治医の出した答えは意外にも、あっさりと休薬であった。正直なところほっとしたが、一抹の不安は残った。薬に頼りたい気持ちも患者心理としてあった。

2015年9月　発病から5年 余命告知から2年 末期がんからの寛解

未だ残暑の厳しい8月の終わりに、不安と期待の中でPET-CT検査を受けた。検査医より、「異常集積はありません、陰性です」と伝えられた。エコー検査でも明らかながん病巣の縮少が見られた。主治医より、PET-CT検査の異常集積が前回10月以降ほぼ1年見られないので、寛解と判断してよいと思う、化学療法をお休みにしても大丈夫との連絡をもらった。この時ほどほっとしたことはない。思ってもみなかった寛解の喜び。その夜はシャンパンで祝った。なにが幸いして寛解に至ったのか、自分にははっきりとはわからない。低用量化学療法もよかったのだろうし、抗がん剤動注と放射線療法も効いたと思う。しかし、これらの治療を裏方として支えたのは、なんといってもゲルソン食事療法ではないかと思っている。手術の痛み、骨転移の痛みによって、前向きになった気持ちが寛解への原動力となったのかも知れない。

2014年10月　陰性　久々に体のどこにも集積なし。肺の影が消えた。
2015年3月　陰性　体のどこにも集積なし。

２０１５年８月　陰性　体のどこにも集積なし。

蚊に愛されて寛解の喜びを味わう

９月、化学療法を始めてからの２年間、蚊に刺されることはなかった。蚊は付添いのスタッフにつきまとうのに、私には１匹たりとも寄ってこない。その女性は、私ばかり蚊にくわれておかしいと言っていた。理由はわからなかった。ところが、化学療法が休止になってから、蚊が私に寄ってくるようになりビックリした。おそらく抗がん剤が体から抜けてきたからではと思う。蚊は敏感、蚊にとって抗がん剤は猛毒なのだろう。汗の匂いにつられて蚊が近寄ってはきたものの、まだ抗がん剤の匂いが残っているせいか、刺しはしなかったが、蚊がきてくれたのは嬉しかった。

２０１５年10月　主治医の仲間から奇跡と言われる

転移が始まってから２年。寛解をもらい、もちろん嬉しいのだが、反面、無治療への不安が強かった。自分としては、８月、９月、猛暑の２か月間を休薬して、10月から、化学療法を再開したいと思っていた。主治医からは様子をみようと言われていたが、セカンドオピニオンとして、他の専門医の考えを聞いて参考にしたかった。

主治医の同僚である泌尿器科医たちに会いに、四国宇和島の徳洲会病院へ足を運んだ。その日、徳洲会病院では、腎移植手術前の打合せを兼ねた会食があり、私も同席させてもらった。移植グループの４人の医師は、それぞれ腎移植医として著名な方々であった。彼ら曰く、多発転移した尿管がんで２年も生きている人を見たことはない。よほど運がいいのか、何とかという食事療法がいいのか、何かが幸運をもたらしたとしか言えない。しかし尿管がんは悪性度が高いので、今は寛解していても思いがけないところに、いつ再発するかわからない怖い病気だから、化学療法は続けた方がよいと、しっかり脅された。

２０１５年11月　汗と夢が戻ってきた

11月７日、私の誕生日。１年前は、来年の誕生日はこの世にいないだろうと思っていた。今年は、来年の誕生日はなんとなく生きていると思っている。それほど気持ちは明るくなっていた。化学療法が終わって３か月、抗がん剤のほとんどが体の外に出ていったように感じている。嬉しいことに夢が戻ってきた。しかも普通の夢。怖い夢、しんどい夢は見なくなった。もう一つ、汗が戻ってきた。日課のウォーキングの歩数を増やした。11月なのに、小1時間歩くと、じっとりと汗ばむ。治療中にはなかった現象だ。また、信号のタイミングによっては走ってみるが、昔ほどではないが走れるようになった。だが、まだ、誤嚥しやすさと足の掻痒感は、しっかり残っていた。それでも、以前は半年単位でしか考えられなかったのが、今は1年先のことを考えられるようになった。

虹の会で寛解を祝う

大田記念病院は40年前に作り長男に後をまかせた小病院だが、11月23日の開院記念日を年に一度、患者さんと一緒に祝っている。今年は３００人の患者さんと家族に、自分の病気の寛解の祝いを兼ねて「心と体はつながっている」と題して話をさせてもらった。虹の会は私の闘病の一部になっている。

心と体はつながっている、ほっとけ　ほっとけ

「有漏路《うろじ》より無漏路《むろじ》へ帰る一休み、雨降らば、降れ、風吹かば吹け」　一休宗純

煩悩を捨てて、楽になりなさいという教え

「持戒はロバとなり、破戒は人となる」　一休宗純

世の中の規律を守るだけでは人にはなれず、ロバになる。
破戒、すなわち、規則から脱皮すれば、人となるという教え
常に規律を守る「べき人間」「はず人間」は、仏にもなれず、天国にも行けない。
全てを許容し、感謝することが大切。心の苦しみは難しいお経を唱えても
救われないというお話。

一休宗純和尚　　気にしない、気にしない、何とかなる
おおたこうすけ　　ほっとけ　ほっとけ、何とかなる

「ほっとけの歌」を作ってみた。北島三郎に歌ってもらいたい。

作詞　大田こうすけ　　作曲　公募中

おぉやっさ〜ん　うろじよりむろじに帰れ　鞆の男　港の船泊り　潮風に泣く
ほっとけほっとけどないかなるさ
おふくろさ〜ん気にすんなよ気にすんなよ　鞆の女　港の松波　潮風に泣く

ほっとけほっとけどないかなるさ
あんねえさ〜ん　早う帰って来んさいよ　鞆の女　港のもやいぎ　潮風に泣く
ほっとけほっとけどないかなるさ
おとうとく〜ん　色々あるさ　まかしたぞ　鞆の男　大漁旗が　潮風に泣く
ほっとけほっとけどないかなるさ

いつか虹の会で、みんなで、「ほっとけの歌」を合唱したいと思っている。

寛解とはいえ手放しでは喜べない

寛解をもらい私も周囲も喜んだ。しかし、寛解の本当の意味を知っている自分は、手放しでは喜べなかった。寛解のことを英語でＣＲ（Complete Response）と言う。これを直訳すれば、「完全寛解」という意味になり、あたかもがんが消えたような錯覚になる。現実は、10㎜以下のがんはＰＥＴ-ＣＴで発見できない。検査でがんを発見できないだけで、10㎜以下のがんは体内にまだ残っていると考えるほうが妥当であろう。寛解とは、画像でがんが見えなくなったというだけのことだから、がんに変わりはないと心得て、ゲルソン食事療法はきちんと継続したいと思っている。

寛解を得た患者の多くは、低用量の抗がん剤内服などメンテナンス療法を受けることが多い。さて、自分はどうなるのか、心配が頭をもたげる。主治医に相談したが、答えはもらえなかった。周囲は、宇和島徳洲会病院の泌尿器科医の意見のように化学療法を続ける、または、慌てずに画像検査で何か変化が起きたら、化学療法再開など考えてはどうかと言ってくれる。誰も答えは持っていない。まだ生きられる気がする。チャンスをもらった今、これからどう生きるか、新しいテーマをもらった。ケリー・ターナーの書いた『がんが自然に治る生き方』（プレジデント社　１８００円）は、とても参考になる。私の一番の愛読書であり、心が折れそうになる時の支えになっている。

摘出したがんを顕微鏡で見て

がんは摘出すると、その一部をホルマリンに漬けて固定し、色々な種類の染料で染めて、顕微鏡で拡大し、がんの種類と悪性度（分化度ともいう）、広がりなどを調べる。２０１３年５月の手術後、退院してから、お願いしていた摘出がんの組織診断（病理診断）が送られてきた。所見欄にある「腺分化と肉腫様の像が部位によってみられる上皮がん」

の記載を見て、私の習った古い知識から、「これはもうあかん」と思った。一般の人には何のことやらさっぱりわからないと思うが、組織診断は、その後の治療と予後を決めるとても大切な検査なのである。最近は、摘出がん組織を詳しく調べることによって、治療戦略を立てる時代となっている。私の友人は、内視鏡を使って肺門部の怪しいリンパ節を摘出し、病理診断から、脳への複数転移の正体を突き止めた。以来4年、分子標的薬を選んでの治療が奏功し、今も元気でいる。

がんの仲間を心配する

がん友だちは、私の寛解を喜んでくれた。しかし、嬉しい知らせと悲しい知らせが交錯する。余命3か月と言われた膵臓がんの男性は、腹水で座るのもやっとだった。彼は、主治医がなんと言おうと、白血球が4000を越えないと化学療法は受けないと言い張った。主治医の理解も得て化学療法を続けている。治療は奏効し、1年を過ぎた今、自転車でショッピングしている。

同じく余命3か月と言われた大阪の胃がんの女性は、周囲への浸潤と腹水があって手術不能のため、化学療法中だった。化学療法は、無理はしてはいけないと度々忠告したが、出された内服抗がん剤を言われた通りにきちんと飲み、しんどくても化学療法の点滴を続けていた。とうとう胸水、腹水が増え、改善の兆候はなく、かなりしんどいとの連絡が最後になった。

新たなメンテナンス食事治療のスタート

11月、化学療法が終わってホッとしていた。その一方で、メンテナンス治療がないことへの不安は大きかった。寛解をもらい、化学療法が休止となった今、頼るものはなくなった。ならば、正しい食事、正しいライフスタイルに集中するしかない。そこで、続けてきたゲルソン食をさらに継続することにした。もちろん、快眠、快便、快食に注意する。がんを発病し、5年6か月、多発転移のステージ4となって、2年6か月、がんと終生付き合う患者にとって、闘病のスパンは半年単位だから、細く長く頑張りたいと思った。

2016年1月　実家で拝んだ 新年の初日の出

発病して6回目の正月を我が家で迎えることができた。発病当初、うつ状態で生きたいというパワーを失っていた。3年経って、転移が始まり痛みで生を実感しこの世に還ってきて、生きたいパワーを取り戻してからの2年は、前向きに病気と闘ってきた。腫瘍マーカーのSCCとシフラは基準値を超えて高いが、おかげで体調はよく、再発の徴候は感じない。今後は半年ごとのPET-CT検査で様子を見ながら、元の体質に戻らないよう、これからが、がんと共存する長期の療養生活の始まりと思っている。

　天井に輝くは、めでたし初日の出かな。

　我が家の元旦は、朝6時25分にご来光が神棚を照らす、不思議な造りになっている。ご来光を鏡で天井に。うつし出された初日の出に、家内安全、子孫繁栄、我が身の武運長久、がんとの闘いでの幸運がいつまでも続くことを祈った。

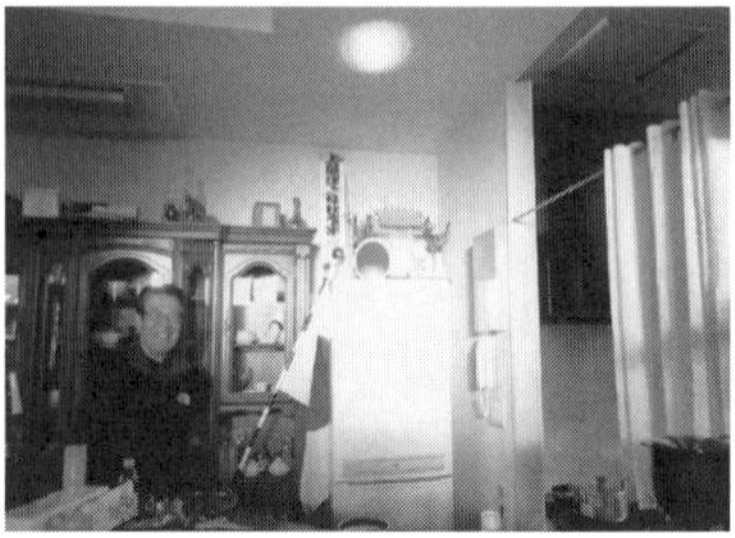

寛解後に迎えた、穏やかな正月

2016年2月　生き残りグループに入った

　半年ぶりのPET-CT検査を受けた。抗がん剤治療を継続していない不安はあったが、幸いに陰性であった。ステージ4の末期がんになって2年半が経っていた。膀胱がんで化学療法を受けた多発転移ステージ4の3年生存率を見ると25％、5年生存率20％である。尿管がんの3年生存率についての正式報告は未だ見ないが、3年生存率20％ぐらいと私は推測している。私は、5人に1人の生き残りグループに入った。

2016年3月　誤嚥と痒みがほとんど消えた

気がつくと、あれほどむせて、困っていた唾液の誤嚥をほとんど起こさなくなっていた。足の痒みも、時には起きるが、こちらもほとんど気にならなくなった。粒子線治療後の軟部腫瘤は、結構な膨らみに成長していたが、痛みはなく、違和感だけで、歩くに支障はなかった。何よりも嬉しかったのは、右の大腿外側に手のひら大を超える範囲に存在していたシビレとピリピリ感、触るとピリッとくる違和感がなくなったことだ。2月のPET検査でも、ごく淡い集積はあるが、気になるほどではなかった。この調子だと、今年の暮れまで大丈夫と強気の予測を立てた。

脳過敏症英語版の出版　まだまだ死にたくない

もう長くは生きられないとぼやくのは口先だけ、ついに脳過敏症（慢性痛の原因と治

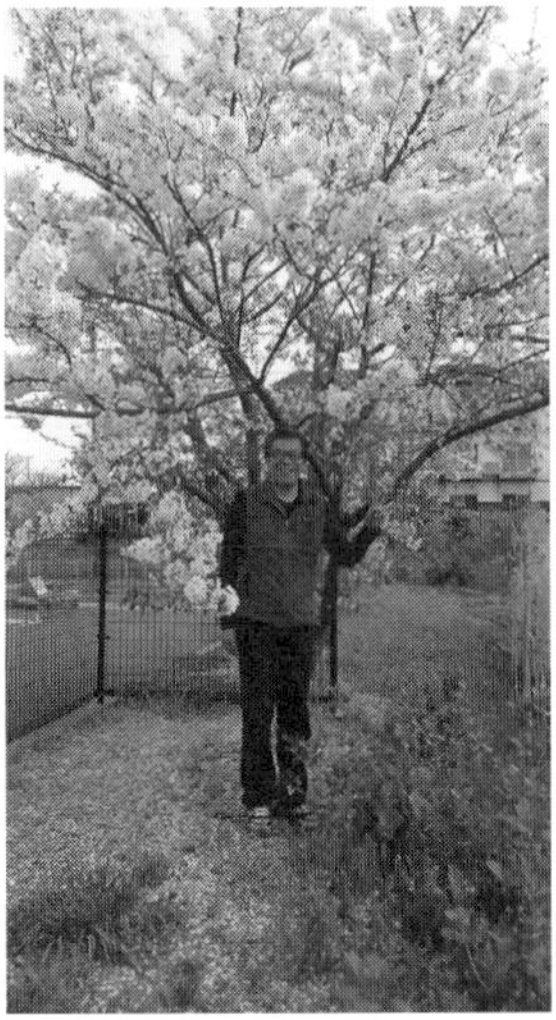

療）の英語版"Cephalic hypersensitivity syndrome"の出版にこぎつけた。米国のYumus博士や、ドイツのLempert博士、デンマークのFinnerup博士などに寄贈した。Lempert博士からは、さっそく返信をもらい、嬉しさで、免疫力がずいぶん上がったように感じた。では、これで終わりかというと、まだ死ねない。次の目標として、がん友の闘病の助けになればと、自分の闘病の足跡をまとめることにした。

2016年4月　実家の庭で3度目の桜

故郷の満開の桜の下で記念撮影。体調は良いのだが、ゲルソン食事療法は食べてはいけない食材だらけである。ステーキが食べたい、かき揚げが食べたい、牛乳をぐっと飲みたい等々。だが、眠れるし、歩けるし、仕事もできる、友人にも会える。こわい女房のいない独り身だから、つい、緩む気持ちを叱咤しながらゲルソン食事療法を続けている。最大の楽しみは時々の外食である。

2016年5月　同窓会に出て社会復帰の第一歩を踏み出す

新居浜での大学の学年同窓会に出席した。同級生から「元気じゃないか」と声をかけられ嬉しかった。がん患者は、社会から離れて閉塞した生活を送りがちになる。私も例外ではなかった。久々の社会参加のような夕食会になった。米国で小児科の教授になったという同級生に50年ぶりに会った。彼には英語で書いた脳過敏症の拙著を送ろうと思った。いい気分で酔ってしまい、マイクが回ってきた。「英語でスピーチしても良いけど、遠慮しとくわ」と見得を切った。さらに自分もポリープの先端ががんになってどうのこうのと言う同級生に、俺の前で軽々しくがんの話をしてくれるなと意味のない見得を切った。認知症になった同級生がいるという話が耳に入り、「俺はボケの予防に量子物理学の本をめくっている、読んでもさっぱりわからないけど面白い」と、これまた意味のない見得を切った。酒を飲んでマイクを持ってはいけないのに、阿呆の見本を演じて照れくさくて、でも久しぶりに心から楽しかった。私の社会リハビリの第一歩になった。

２０１７年９月　簡易ゲルソン食事療法を継続

ステージ４になり、余命告知を受けて丸４年になる。今の私は再発の徴候なく元気でいる。簡易ゲルソン食事療法（１８６ページ）だけは、頑なまでに続けながら、仕事に没頭する日々を送っている。

2 治療編

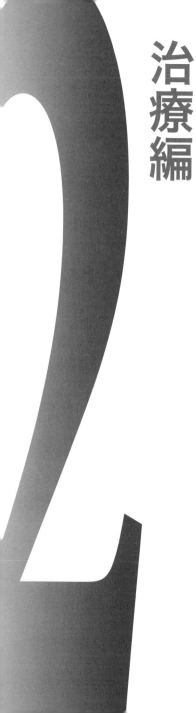

1．がんを生き抜くための基本

がんを発病して、最初に出会う関門は、抗がん剤を勧められた時に、受けるかどうかを選択しなければならないことである。あるがん治療専門医のブログによれば、最近は抗がん剤を拒否する人と、すがりつく人に二分されるそうである。拒否する人には、抗がん剤の弊害を説く本を読んだ人、身近な人が抗がん剤の副作用で苦しんで亡くなった人、前向きに生きようとする意欲や目標のない人の三種類あるらしい。私は、意欲や目標がなくて治療を受けなかった一人である。抗がん剤にすがりつく人は、副作用に苦しみながらも回復した人たちの闘病記の影響を受けている。この回復した闘病記に頼る気持ちもよく分かる。

抗がん剤を嫌がる人、抗がん剤に頼る人さまざまだが、抗がん剤が、がん治療に有効なことは疑う余地のない事実である。問題は、抗がん剤の副作用として、リンパ球が減ることである。リンパ球を減らし過ぎないように抗がん剤で治療しながら、自分のリンパ球を元気にするには、どうしたらよいか……私は、試行錯誤する中で、「低用量抗がん剤治療と食事療法を組み合わせる方法」にたどり着いた。

助かるには、シンプルだが患者本人の基本どおりの努力がいる

一、寝る………よく寝て、気力を保つ
二、歩く………よく寝て、よく歩けば、食欲が増す
三、食べる……塩と、四足獣の肉と乳は摂らない
四、飲む………新鮮野菜ジュースをしっかり飲む
五、出す………便は、毎日1～2回、気持ちよく出す

助かるには、医者選びが大切

・患者目線で治療してくれるか
①決まりきった治療でなく、個々の患者の状態に見合った治療を選択してくれる医師
②学会の抗がん剤治療に盲従せず、必要に応じて、使用量の検討や他の治療も探してくれる医師

③体重を落とさない、食欲を落とさないことを大切に治療してくれる医師
④血液検査では、白血球分類からリンパ球の数に常に注意を払ってくれる医師
⑤リンパ球の数と同様に、肝機能維持にも注意してくれる医師
⑥痛み治療に向き合ってくれる医師

・メンタルケアが出来るか
①話や、気持ちを聴いて心のケアをしてくれる医師
②必要に応じて、鎮痛薬、精神安定薬、睡眠薬などを処方してくれる医師

助かるには、リンパ球を減らさないこと

リンパ球はがんと闘う主力部隊。私は自分の体験から、がんと共存しつつ寛解に至る方法は、リンパ球数を維持して免疫力を高めることだと確信している。そのために私が取り組んだことをまとめてみた。

一、リンパ球を減らすストレスを避ける
二、リンパ球を減らし過ぎない低用量の抗がん剤治療
三、リンパ球を元気にする食事療法

2.私の取り組んだ自己免疫の保持療法

自分のリンパ球を知ることが初めの一歩

リンパ球は、白血球の3分の1を占めている。白血球の中をのぞいてみると、60%を占めているのは好中球、35%を占めているのはリンパ球、残り5%は単球などである。これら三種類が集まったものをまとめて白血球と呼んでいる。リンパ球には、さらに種類がある。話がややこしいので、図に描いてみた。

リンパ球数の計算の仕方を知っておこう

白血球の3分の1を占めるリンパ球は、がんと

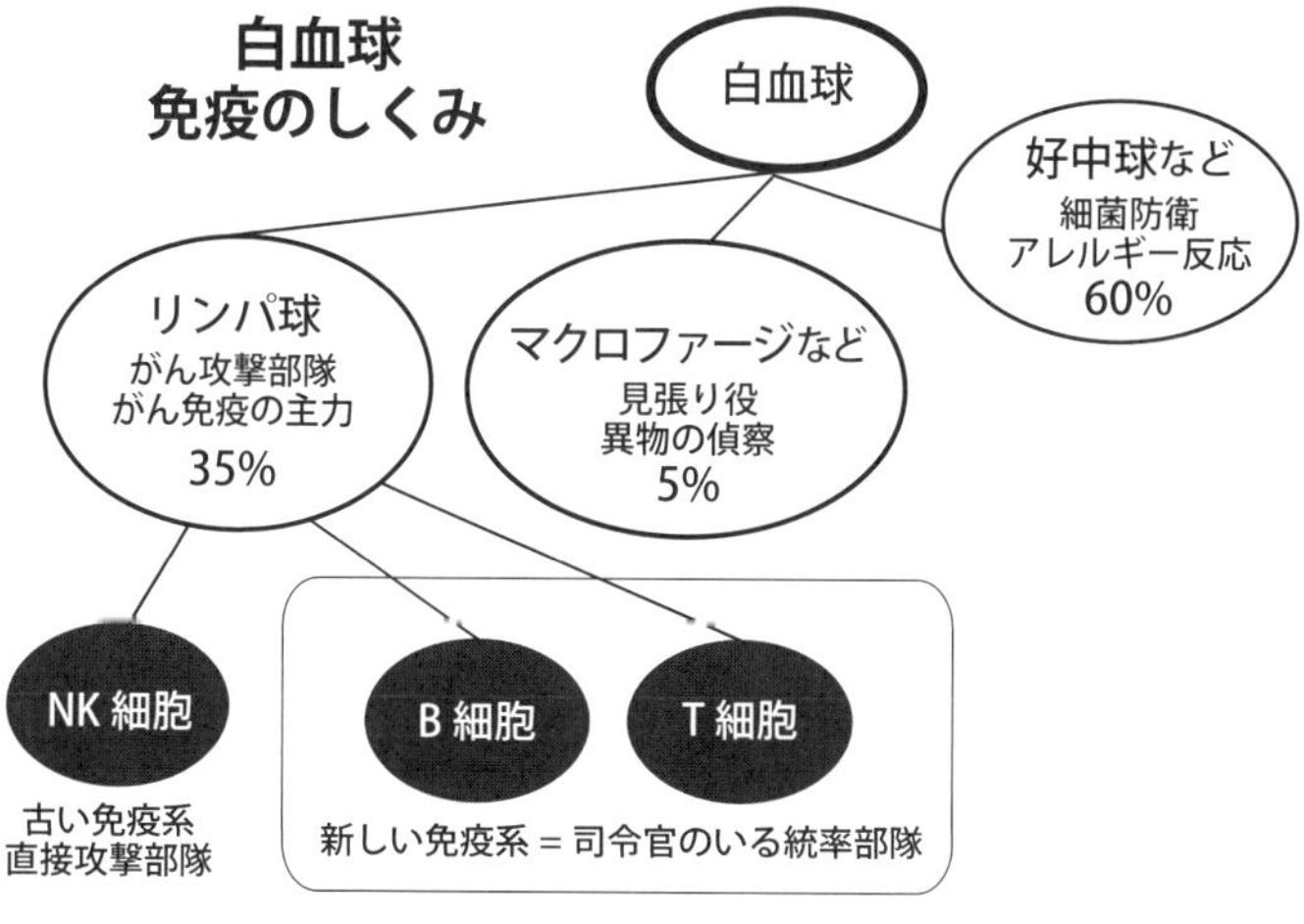

闘う免疫の主役であるから、その数の計算式を知っておくと闘病の目安となる。

白血球数（個）×リンパ球（％）÷１００＝リンパ球数

例えば、あなたの白血球が４０００、リンパ球の割合が30％の場合、

白血球数４０００×リンパ球（Lymph）30÷１００＝１２００個　となる。

なお、検査データ表にLymphとあるのは、リンパ球のことである。白血球は、数で表示される。検査機関によって若干の違いはあるが、３５００〜９０００個である。リンパ球は、％（パーセント）で表示される。基準値は、30％〜40％である。

注意すべきはリンパ球の数　リンパ球は痛みに弱いのが特徴

抗がん剤治療、放射線治療を受けると、主治医は白血球の数を説明してくれる。白血球はがんと闘う免疫の主役だからである。免疫力が低下すると、てきめん、風邪をひきやす

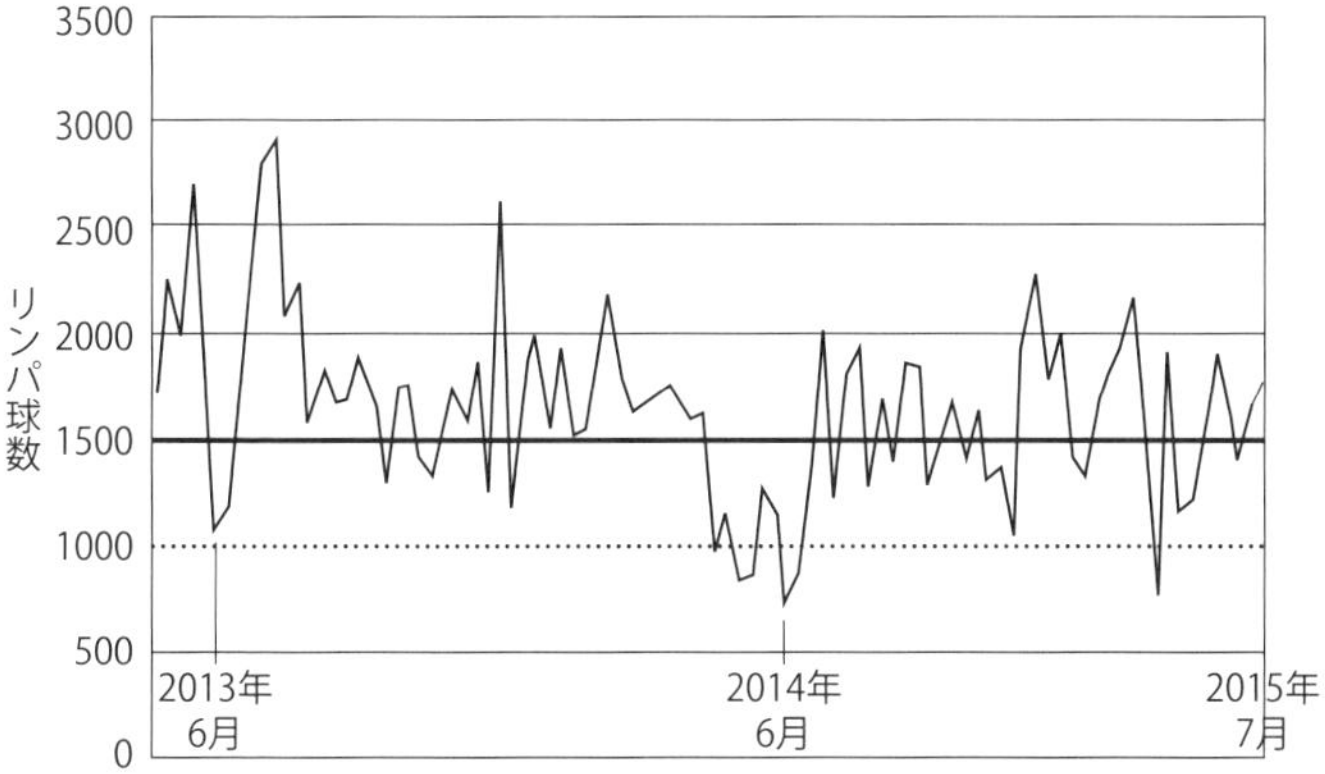

化学療法中の私のリンパ球数の変化

くなる。色んな病気にもなりやすい。風邪もがんも免疫力の低下によって起こる。人の体では毎日数千個のがん細胞ができていると言われている。にもかかわらず、私たちががんにならないのは、免疫の主力であるリンパ球が、出来たてのがん細胞を攻撃し、殺してしまうからである。だから、白血球の数も大切だが、リンパ球の数はもっと大切なのである。

リンパ球の割合は30％以上を維持
1000個以上あればとりあえず安心

治療中の患者が必ず知っておくべきことは、白血球の数とリンパ球のパーセントである。

患者に渡される検査結果に、リンパ球の％表示がない場合がある。これでは、リンパ球の数の計算ができないので、必ず主治医に言うべきである。遠慮ほど、患者に不利なことはない。医師と患者は、人間として対等の立場であるから、ものの言い方さえ間違えなければ、主治医は検査してくれるはずである。検査データを知ることは闘病の基本だから、絶対に譲れない線である。

リンパ球の割合が30％未満に減少する場合は、抗がん剤の副作用やがんの痛みなどのストレスによるものである。だから、抗がん剤の量と種類、そして体の痛み対策は大切である。体の痛みと同様に、心の痛みもリンパ球を減らすから、過剰な心配をしないことである。

私は、リンパ球を１０００個以上に保つことを目標としていた。化学療法中のリンパ球の推移をグラフにしてみると、概ね１０００以上に保たれている。１０００以下になることは稀であった。

痛みは最大のストレス、痛み対策はリンパ球対策でもある

日常生活において、リンパ球は、ストレスによって減ることが知られている。私自身の経験でも、体に痛みがあると、意外なほどリンパ球は減少した。がん治療中は、薬の量と

痛みへの対策が大切と言われることに納得する。がん患者が抱えている不安には、心の痛みもある。不安が続くとリンパ球は見事に減少する。

私は闘病中、体の痛みでも、心の不安動揺でも、リンパ球数が減ることを体験した。体と心の痛みは、免疫の主力であるリンパ球を見事に減らした。がん治療に笑い療法が有効と聞くが、まさにその通りと思う。私は楽しい映画、お笑い番組、スカッとする簡単明瞭なアクション映画を好んで観ることにした。西田敏行主演の「釣りバカ日誌」は全て見た。無条件に笑えるからである。

痛みのある時、不安の強い時は トリプタノール

トリプタノール、ノリトレンは、共に古い抗うつ薬である。新しいSSRI、SNRI、NaSSAなどの抗うつ剤に比べ、古い抗うつ薬の方がはるかに鎮痛作用が強い。最近、厚生労働省も、古い薬であるトリプタノールを神経障害性疼痛治療薬として承認した。トリプタノールの利点は、脳内ホルモンのセロトニンとノルアドレナリンをバランスよく増やすことである。ノリトレンは、ノルアドレナリンを優位に増やすため、実は抗うつ作用以上に鎮痛作用があり、鎮痛補助薬として認可されている。実際、私の骨転移痛

に対して、ノリトレン10㎎錠を朝晩飲むとよく効いた。ただ、口が渇くことと、便秘になりやすい点は注意が必要だ。

安保 徹の理論を自分の体で試してみた

闘病中、安保 徹の著書『免疫革命』は、愛読書の一冊であった。

体の異常細胞と正常細胞を見分け、異常細胞を排除するのは、ナチュラルキラー細胞（ＮＫ細胞）やマクロファージといった古くからある免疫細胞である。中高年になると、白血球におけるリンパ球の割合は減るのだが、リンパ球の中でもナチュラルキラー細胞（ＮＫ細胞）やマクロファージなどの古い細胞は逆に活性化される。だから、中高年ではリンパ球の割合は減るが、がんと闘う力が落ちるわけではない。この安保理論を自ら実証すべく、免疫力を高めるゲルソン療法を中心とした食事による体質改善、ストレスの少ない生活改善に取り組んだ。

リンパ球の低迷に苦しんだ、がん友の話

ステージ4のスキルス性の胃がんで、リンパ球の数が５００前後と低迷している女性

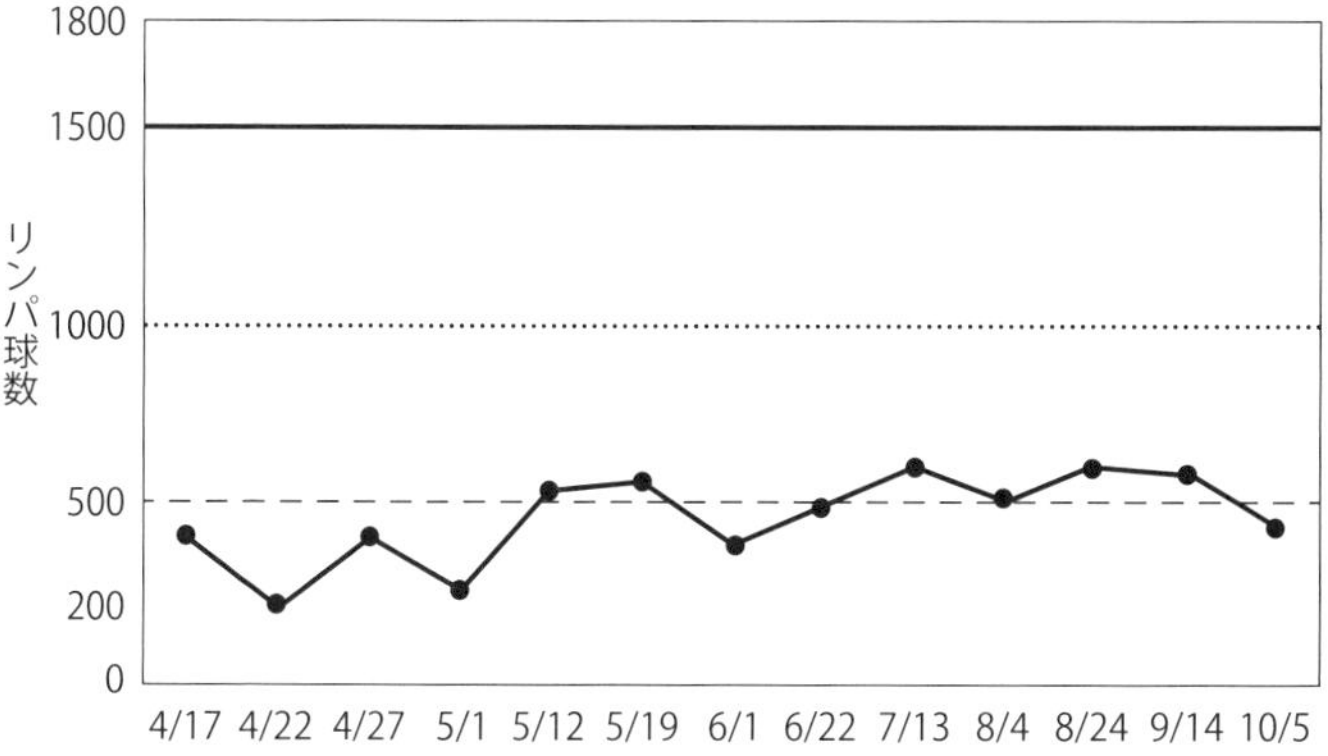

スキルス性胃がん患者さんのリンパ球数

が、知人の紹介で春４月にゲルソン療法の相談に来られた。大阪の大きな病院で、すでに抗がん剤の治療を始めており、ゲルソン療法について説明した。その後、毎回の血液検査データをメールで送ってこられた。しかし、治療内容については私の手の及ぶところではなかった。ただ、リンパ球数を１０００以上に維持しなければ助からないこと、抗がん剤だけでは、がんは治らないことなどを話して、再三、抗がん剤の量を見直すことを助言したが、処方通りの量を頑張って服用された。余命夏までと言われていたが、夏休みには、東京の息子さんのところに、料理、洗濯、掃除に来ているとの朗報もいただいた。残念ながら、その年の暮れに亡くなった。抗がん剤治療で亡くなる人が最も多いリンパ球数が減少するパターンである。

よく寝て、よく歩き、自律神経のバランスを保つ

大切なことなので繰り返すが、私は常に、リンパ球の数を気にしている。白血球の中身は、好中球60％、リンパ球35％、単球など5％からなる。安保徹によると、好中球は交感神経（昼間の活動を支援する自律神経）の支配を受け、ストレスに強い。リンパ球は副交感神経（睡眠、消化吸収を支援する自律神経）の支配を受けており、ストレスに弱いと言われている。このため、リンパ球を元気に保つためには、ストレスを発散して減らし、心地よい睡眠を取ることが大切だ。そして、適度な運動、正しい食事と快便も大切だ。

私自身、睡眠は闘病の要《かなめ》と思っているので、最初は快眠のため、横着しないようにと、職場までの5㎞の道のりを歩いて出勤することを日課にした。ところが不思議なことに、だんだんウォーキングが快感になり、気づけば毎日歩かずにいられなくなった。夏だけは、夕涼みを兼ねて、日が暮れてから歩いているが、それ以外の季節は朝の陽を浴びながら歩いている。俗に幸せホルモンと言われる、幸せ感をアップしてくれるセロトニンという脳内物質がある。このセロトニンを増やすには、太陽の光を浴びて、リズム歩行をするのが一番なのである。私はウォーキング通勤のおかげで、この幸せホルモンの恩恵を受けられているのではないかと思っている。半日の外来診療は、私にウォーキングの機会と、

ほどほどの疲れを与えてくれて、快眠をもたらしてくれる貴重なものだ。

歩くことは極めて効率の良い全身運動である。がん患者は、体調不良で動かずにいると、すぐにサルコペニア（筋肉の減少状態）になってしまう。難しいことは考えずに、とにかく太陽の下を歩くことだ。体の筋肉の6割はへそより下に集まっていて、体幹を支える大きな筋肉である腸腰筋は、大腿骨に付着している。このため、歩くと、足の筋肉だけでなく、この腸腰筋が鍛えられる。手ぶらで歩けば、無意識に手が振れ、姿勢を維持しようとして上半身の筋肉も鍛えられる。最近の研究では、筋肉として蓄えられたグルタミンが、体が弱った時にリンパ球の活動を支援することがわかってきたらしい。食べることはもちろん、筋肉が削げ落ちて歩けなくなるほど強い治療をするべきではな

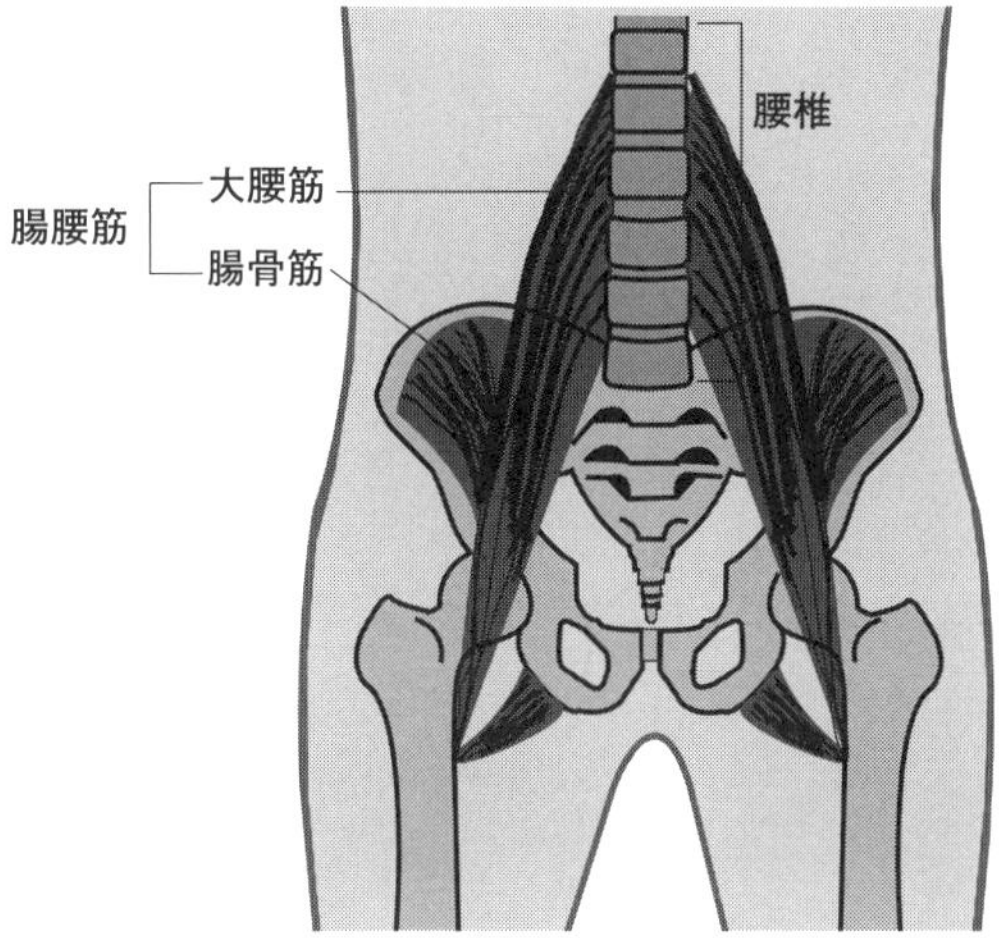

いのだ。

闘病中、夜寝なければ損ばかり 一日は夕方から始まる

ユダヤ教の『旧約聖書』では、日没後、星が三つ見えたら一日が始まり、翌日の日没までが一日24時間とある。昔の人は夜寝ることが大切であることを知っていた。

睡眠薬は常用すると、薬の力を借りて眠れても、睡眠の質が悪くなるため、気力体力の全体的な低下につながっていく。勉強している医師は、安易な睡眠薬の処方はしてくれない。しかし、しんどい闘病生活を続けている側からすると、寝ないと、それこそ体力、気力ともに落ちてしまい不利益のほうが大きい。闘病の第一歩は、納得のいく睡眠の確保である。睡眠中はメラトニンホルモン、成長ホルモンが分泌され、体の修理、修復を行っている。特に睡眠は、免疫の中枢である腸管免疫の活性を高め、がんと闘える体を作ってくれる。だから、闘病の大敵は不眠である。私は、一般の睡眠薬はなるべく使わないようにしている。今夜はぐっすり寝ようと思う日は、少量の三環系抗うつ薬、ノリトレンを半錠飲んで、この薬の副作用である眠気を利用して眠るようにしている。2時、3時の早朝覚醒には、「こつぶちゃん」(サイレース1/4錠)を愛飲している。

免疫力をアップさせるホルモンを増やす
夜しっかり眠る、昼しっかり歩く

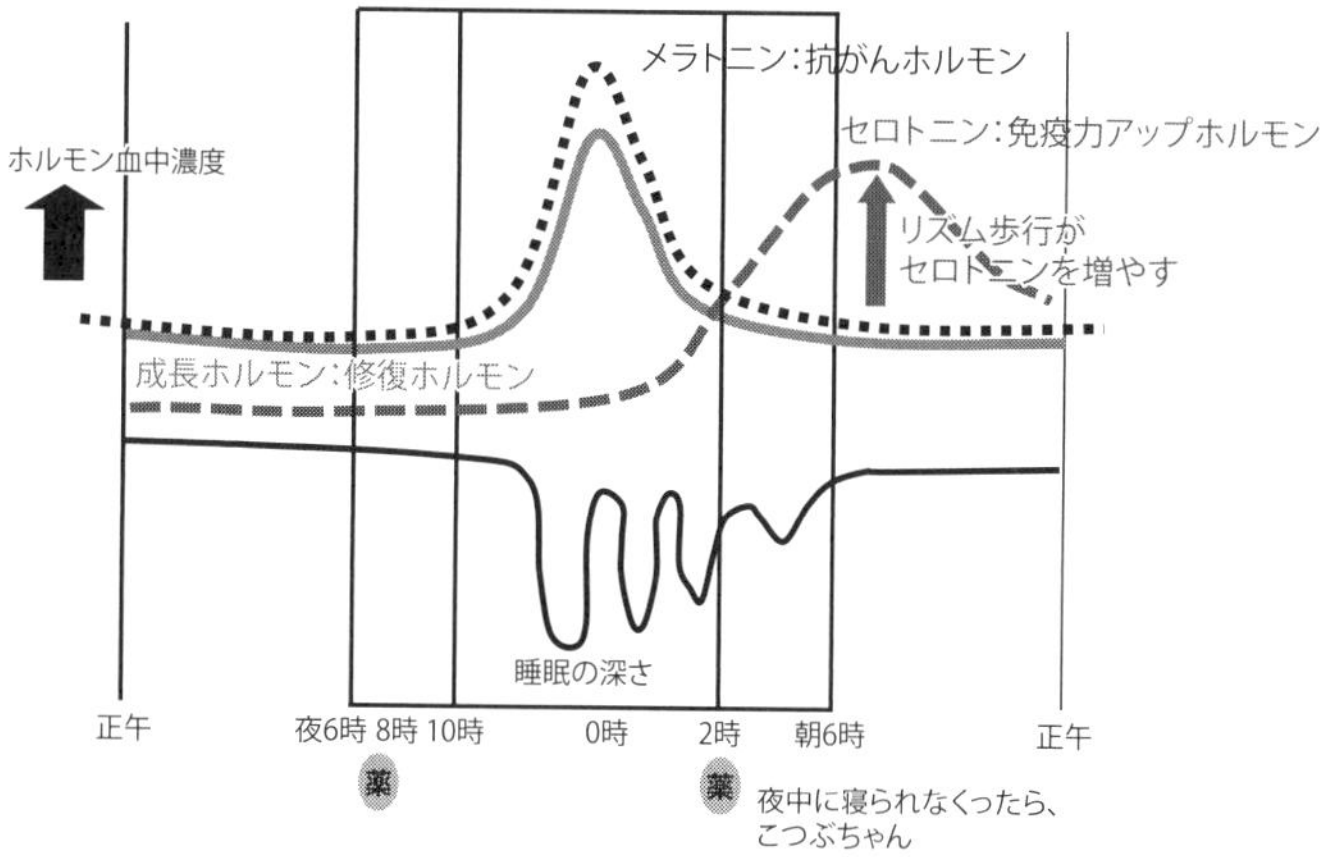

現在は、体に良いもの（魚中心の減塩食と野菜ジュース）を食べて、夜しっかり寝て、昼しっかり歩く。この三つの要素が、私をがんから救い、生かしてくれていると感じている。

心と体はつながっている

私は、自身の闘病体験から「心と体はつながっている」ことを実感している。よく眠るためには心穏やかでありたいが、がん患者の心は怒り、不安、恐れなど葛藤ばかりだ。私は、なんとか平常心に戻る方法はないかと探し続けた。こだわり性格の自分には、「ほっとけ、ほっとけ、なんとかなる」という祖母や一休宗純の教えはぴったりだった。そのほか、呼吸法や瞑想法、マッサージなど、良さそうなものは全て試してみた。結果的に自分に合っていたのは、幸せだと声に出して言うこと、歩くこと、「つむじ風くん」で、足つぼのマッサージをすることだった。足つぼと頭のマッサージは、心を落ち着かせる意外な効果があった。

検査も多いとストレスになる

抗がん剤治療中、病院は検査をしたがる。最初の頃は不安と焦りから、被曝線量の多い、ＣＴ検査や造影ＣＴ検査を言われるままに受けていた。気が付くと、かなりの被曝線量になっていた。エコー検査、ＭＲＩ検査は体に優しいが、腫瘍の描出はＣＴ検査や造影ＣＴの方が分かりやすいので、病院は勧める傾向にある。患者にとって、断るのは勇気がいるし、検査をしないと不安もある。確かに、ＣＴ検査でないとわかりにくい転移もある。しかし、行く先々の病院が、いとも簡単にＣＴ検査をするのには腹が立った。今の日本の医療では、Ａ病院で受けた画像検査をＢ病院へ持っていくのは、そう簡単なことではない。がんを発病し、うろたえ、次々と病院を訪ねて回るがん患者にとって、画像をもらって次の病院へ行くだけの余裕がない場合が多い。病院間に連携が義務付けられていれば、二重被曝、三重被曝は容易に防げるはずである。

金持ち父さん、貧乏父さん

金持ちのお父さんより、ほどほどに貧乏なお父さんの方が、がんになってからの予後が良いような気がする。抗がん剤は軒並み高額で、CT検査を含む検査も高額だ。負担金が高くなるので、新薬を嫌がる患者には、必然的に、従来の安い薬を少量使用することになる。検査の回数も減る。皮肉なことだが、これが結果的に良い方向へ働く場合もあるように思う。私は、金持ちほど早く死ぬような印象を持っている。十分な抗がん剤治療や検査は、懐の余裕に反して、体には負担になっているのだ。知人のがん治療専門医も「あの有名な高価な抗がん剤、オプジーボの使用量を経済分析してみたら、金持ちと生活保護の患者への使用量が多くて、ほどほどの庶民の使用量は少ないという結果が出るかもしれない」と冗談っぽく言っていた。

3．抗がん剤と上手く付き合う

抗がん剤との相性

男と女と同じように、抗がん剤にも相性はあると思う。私が受けたジェムザールとドセタキセルとは相性が良かった。ドセタキセルは、ヨーロッパイチイ科の樹木から採取された抽出液から半合成されたものである。私が気に入っている理由は、古い歴史があること、秦の始皇帝が不老長寿の薬樹と呼んだのが、イチイ科の白豆杉（紅豆杉）であること。白豆杉は、樹木が生えないとされる2500mの高地に生息し、樹齢3000年にも及ぶという。旧一万円札の聖徳太子が手に持っている笏《しゃく》は、白豆杉と言われている。ドセタキセルは始皇帝が愛した白豆杉と同じイチイ科から抽出されたと聞くだけで、効くような気がする。

検査値と抗がん剤副作用のグレード（治療のおおまかな目安に）

グレード	1	2	3	4
白血球数	3500以上	3500～3000	3000～2000	2000以下
リンパ球数	1000以上	1000～800	800～500	500以下
血小板数	13万以上	13万～7万	7万～3万	3万以下
ヘモグロビン	12g/dℓ以上	12～10g/dℓ	10～8g/dℓ	8g/dℓ以下
抗がん剤	継続	減量	一時休薬	中止

注：減量とは、抗がん剤の量を減らす、または点滴の間隔を延長する。

抗がん剤の副作用　グレードを知っておいた方がよい

治療中、自分の状態はどの副作用レベルにあるのか、知っておくと便利である。私なりに、わかりやすい抗がん剤副作用のグレード表を作ってみた。自分の白血球、リンパ球、血小板、ヘモグロビン値は、主治医に頼んで検査結果をコピーしてもらうとよい。検査結果をくださいと言えばどこの病院でももらえる。遠慮してはいけない。自分の身は、自分で守るという気持ちが大切だ。

抗がん剤治療中に知っておくべき検査値の見方

主治医に言われたことを受身できくのではなく、自分でも知るべきことは知って、二人三脚で治療に臨むことは大切だ。抗がん剤の主な副作用とは、骨髄機能の抑制、肝障害、腎障害であるから、主要な検査値を把握しておくことは治療の基本中の基本である。

免疫力の指標　リンパ球、白血球、赤血球、ヘモグロビン、血小板

肝障害の指標　アルブミン、コリンエステラーゼ、AST（GOT）、ALT（GPT）、γGTP

腎障害の指標　eGFR推算糸球体濾過量

甲状腺機能障害の指標　TSH　甲状腺ホルモン

間質性肺炎の指標　KL-6（ケーエルシックス）SP-A　SP-D

リンパ球数　白血球数だけにこだわるのは危ない。がん細胞を攻撃するリンパ球は、1500個／mℓ以上あれば安心、化学療法中は1000個／mℓ以上を保ちたいものである。1800個／mℓ以上あればがんの増殖は止まるという説もある。

Th1／Th2　リンパ球の元気度指数としてわかりやすい。この比率は高いほどよい。知らないでは済まされない、大切な情報である。

アルブミン　タンパクの大部分はアルブミンである。このアルブミンは、肝臓だけで作られる。がん患者は、3.8g／dℓを下回っていることが多い。

コリンエステラーゼ（ChE）　体内でタンパクを作り出すために働いている酵素で、肝臓だけで産生される。コリンエステラーゼは、他の肝機能検査に比べて、鋭敏でいち早

く異常値を示すため、化学療法の副作用を見る上で、分かりやすい検査値である。基準値は、男性234～493IU／ℓ、女性200～452IU／ℓ。施設によって、検査値が多少異なる。がん治療を標榜しているのに、コリンエステラーゼを測らない病院があることに驚いている。

eGFR 腎機能を性別と年齢別に表す鋭敏な数値である。6段階に分けられている。G1、G2は正常、G3aは境界、私はG3aである。G3bからは明らかに腎機能低下、G4に入らないように注意する。eGFRは30以上を保つべきである。（次頁の表参考）

KL-6 化学療法、放射線療法後に発症する致命的な間質性肺炎の早期発見指数として大切な検査値である。この検査をしない主治医は要注意である。

ステージ3以上の進行がんでは、検査値を軽視すると、命取りになる場合も少なくない。私はこれらの検査については、主治医に遠慮なくお願いした。自分は素人だから、そんな要望はできないなどという、甘い考えではがんとは闘えない。患者からいろいろ要望を出すと「もう診ません」と怒り出す医師がいる。医師法では、患者を断ることはできな

ご存知ですか　慢性腎臓病 CKD

▶慢性腎臓病 CKD は腎臓の病気を早期発見するために、提唱された新しい考え方です。
▶無自覚なのに検査で警告値を告げられ、驚くことがあります。
▶尿検査を受けましょう。
『尿たんぱく』がわずかに見つかった段階で、腎臓は大きなダメージを受けていることがあります。
▶あなたの腎機能の程度は、血清クレアチニン値より計算された eGFR 値で簡単にわかります。

日本腎臓学会の早見表で、あなたの腎臓機能は区分＿＿＿＿＿です。

日常生活では、**減塩、禁煙、節酒、そして肥満**の解消が大切です。

区分	G1	G2	G3a	G3b	G4	G5
腎機能の程度	正常	軽度低下	軽度～中等度低下	中等度～高度低下	高度低下	腎不全
eGFR値	90以上	90未満～60	60未満～45	45未満～30	30未満～15	15未満
あなたの値						

【 造影剤検査が必要と言われたら 】

▶病院での脳・心臓などのカテーテル検査・造影 CT 検査に使うヨード造影剤は腎臓に負担がかかります。自分の腎機能障害の程度と検査に使用する造影剤の量を病院に確認して下さい。
▶検査をしないデメリット (損失) もあります。米国の調査で心筋梗塞患者で造影剤検査を受けなかったグループは、検査を受けたグループより生命予後が悪いとの報告があります。
▶腎機能の悪い人は、造影剤を使う前後に生理食塩水と炭酸水素ナトリウムの点滴などの予防法があります。
▶eGFR 値が 60 未満の G3a、45 未満の G3b の方が造影検査を受けられる場合は、担当医に予防策必要の有無とその内容の説明を求めて下さい。
適切に予防すれば、造影剤による腎障害 (造影剤腎症) は回避または軽減できます。

明神館クリニックのパンフレットより

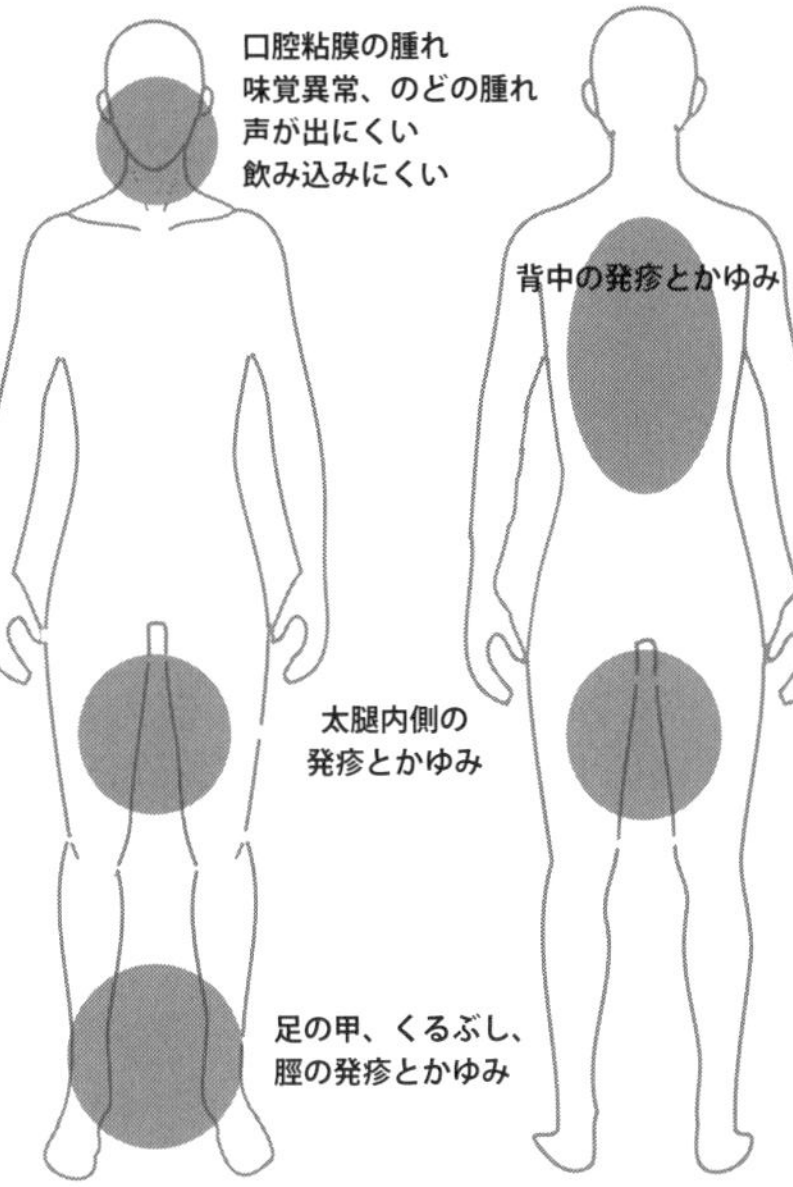

私が経験したアレルギー反応

いはずなのだが困ったものだ。主治医との人間関係を大切にし、共に歩む二人三脚治療が望ましい。

化学療法中のアレルギー反応

化学療法（抗がん剤治療）はさまざまな形で免疫に影響を及ぼす。免疫力が下がって起きる副作用だけでなく、免疫システムが壊れて暴走すると、急性では薬に対するアナフィラキシー、慢性的には間質性肺炎が一番怖い。進行が始まると、今の医学では治療の決め手のない、恐ろしい副作用である。軽い反応としては、腫れ、むくみ、発疹などの炎症反応を起こす。私は化学療法中、口の中をよく噛んだし、声が出にくくなったが、これも口腔粘膜やのどの粘膜が腫れたせいだと思う。化学療法を止めて1年したら、症状は消失した。

薬のアレルギーは、大学病院で受けた最初の化学療法の時から激しく現れた。背中と大腿内側に真っ赤な発疹が出て、痛痒くてたまらない。その時は冷水シャワーでしのいだ。この痕は、3年経った今も残っている。

私には元来、エビの食物アレルギーがあるが、特に化学療法中は敏感になり、調味料にエビのエキスが少し含まれているだけで、足の甲とくるぶし、脛の周辺に赤い発疹が出来て、痒くてたまらなかった。特別な治療方法はないので、ひたすらスクワラン・アロエ配合のクリームをすりこんだ。かゆみが楽になるから有難かった。

抗がん剤は一番もうかる

医療の世界では、がんを筆頭に免疫疾患の薬が一番もうかると言われている。メディアも、メーカーの片棒かつぎに精を出している。がんの治療、膠原病の治療の特集も多い。がん治療に限らず「売らんかの経済論理」が働いていると思った方がよい。患者にとって、少ない副作用、少量で効くのが良い薬。処方量が多くなければ効かない薬は、まだ改善の余地がある。ところが、製薬会社は少しでも多く薬を売りたい。過日、ディオバンという降圧剤の治験データが改ざんされていたことが明らかになったが、氷山の一角だろう。抗がん剤も100%は信用できない。企業が薬の売上げを維持しようとすると、患者は大迷惑する。積極的に標準量の抗がん剤を処方する医師は、もしかしたら製薬会社が賛助会員になっている学会ガイドラインを盲信しているのかも知れない。普通なら、医師は患者の状態を見て、今の処方が適当量なのか、常に疑問を持つべきである。学会の言う、教科書的ながん治療は勘弁してほしい。

患者は主治医に嫌われたくない

化学療法中に気づいたことは、患者は主治医に嫌われたくないので、言いたいことがあっても言わない場合が多い。抗がん剤は、ある期間使用すると肝臓がダメージを受け、アルブミン値は下がる。骨髄がダメージを受け、白血球、リンパ球、赤血球、血小板が減ってくる。連絡を取り合うがん友には、主治医に言えない葛藤に苦しんでいる人は多い。幸い私の主治医は、白血球数から、貧血の目安であるヘモグロビン濃度まで気にしてくれた。これだけで患者は随分安心する。

抗がん剤と上手く付き合う目安は食欲　食べられないと助からない

化学療法中、主治医から、「食欲は大丈夫ですか、体重は変わりませんか」との連絡をよく受けた。食欲を落とさない、体重を落とさないことを大切にする彼の治療姿勢は嬉しかった。食欲が落ち、体重が落ちるときは、自分の免疫力も落ちていると考えるべきである。免疫力が落ちては、がんに勝てるはずがない。だから、患者の体調に配慮しない抗がん剤治療では、助かるものも助からない。私の主治医は携帯電話を2台持って、毎週、数十人の患者に電話をかけて常に食欲と体重をチェックしている。

リンパ球を減らし過ぎない、人にやさしい低用量抗がん剤治療

抗がん剤は、がんの縮小から消失による延命治療を目標に開発された、毒性の強い薬剤であるから、抗がん剤標準治療通りの量を処方すると、患者の体の負担は相当に大きく、副作用で体力を消耗する。このような負担の大きい治療を非人道的と非難する医師たちが現れて当然である。

２０００年頃から、欧米諸国ではがん低用量治療法やメトロノーム療法が始まった。低用量の抗がん剤でも、がんの増殖を抑え、休眠状態に保つことができることに気付いたからである。低用量抗がん剤の組合せは、薬剤耐性ができにくく、副作用も少ない、自己免疫力が破壊されない利点が報告されている。しかし、日本ではエビデンスの無いこの治療に旗を振らないがん治療専門医がほとんどだ。ヨーロッパには伝統医療の一つとして、超低用量の毒による健康維持法、ホメオパシーがある。低用量抗がん剤治療を理解しやすい土壌なのかもしれない。

塩を減らせば、少量の降圧剤で血圧は下がる。断塩すると、降圧剤は不要になった

私はゲルソン食事療法を開始して、血中の塩分濃度であるナトリウム値の低下に驚いた。断塩して10日間で血清ナトリウム値※（血液塩分濃度）が正常値の下限を超えて１２６まで下がった。私の場合、片腎しかないうえに、最初の化学療法で尿細管にダメージを受けたせいもあって急降下したのだと思うが、おかげで血圧も下がり、２種類の降圧剤を飲む必要がなくなった。体の塩分を減らすゲルソン食だけで体に変化が起きる。ましてや毒性の高い抗がん剤の場合はなおさらである。降圧剤の場合と同じように、抗がん剤も、少

ない量であっても、全身のがん細胞に効く可能性は高いと確信した。

※血清ナトリウム値　医学的には血清中のナトリウムを測定した値だが、わかりにくいので、本書では、血液塩分濃度と表記する。

主治医の低用量化学療法　私なりの解説

主治医Mのいう低用量化学療法は、彼の豊富な臨床経験から導かれた確信的な治療法である。膀胱がんの化学療法を続けていると、保険適用の抗がん剤では、効く薬がなくなってしまうことがある。彼がこういった患者に、膀胱がんには保険適用されないナベルビンを使ったところ、劇的に腫瘍が縮小したそうだ。長期の抗がん剤治療では、体力が落ちていくため、ナベルビンは少量しか使えなかった。それでも効いたそうである。

彼は泌尿器科医だが、低用量化学療法を受けたいと、泌尿器がん以外の患者も訪ねてくる。一般に、抗がん剤の保険適用は臓器別に承認されることが多い。臓器によってがんの種類が違うから、異なる抗がん剤を使う必要があるという考えだ。ところが、彼は多臓器がんの患者を多く治療した経験から、抗がん剤の選択は臓器にこだわらず、患者に合う種類を少量ずつ組み合わせ、必要に応じて食事療法やホルモン剤投与も併用すべきという考えに至った。その結果、保険適用外の抗がん剤を使用するケースも増えてきた。

低用量化学療法こそ、自己免疫を破壊しない、バイオ・ケミカルモジュレーション療法だと思う。だが、現実は甘くない。保険適用外の薬剤使用は、病院の経済負担となるため、院長を始めとする理事側の反発は大きい。患者が歓迎する医師と、病院が歓迎する医師は真逆なのである。

低用量でも抗がん剤が効く理由　私の仮説

がん細胞は、健康な細胞とは発生および増殖の機序が違う。がん細胞は正常細胞の数倍の速さで分裂・増殖する。急ごしらえの堤防が脆いのと同じで、即席細胞である分、脆さを持った細胞群でもある。抗がん剤は、細胞分裂が旺盛ながん細胞には、数倍の高い毒性をもたらすので、正常細胞を痛めない程度の少量でも、がん細胞に効くと考えてよい。また、使う薬の量が少ないほど、薬が効かなくなる薬剤耐性が起こりにくい。少量どうしの薬を組み合わせていく多剤併用療法も容易である。化学療法のポイントは、その患者のがん細胞によく効く抗がん剤を見つけることだ。低用量ならば、試行錯誤の余地もある。薬を組み合わせられるので、多臓器がんのように、タイプが違うがんが混合している場合でも効果を期待できる。抗がん剤は、タイプが合えば、臓器の種類に関係なく効く。低用量ゆえに患者の体力や免疫力は維持できるので、結果的に寛解への近道になるのだと思う。そしてその際、ゲルソン食による免疫を支える力は大きな働きをするにちがいない。

進化を続ける抗がん剤

私をはじめ患者が関心を持つのは、新しく発売された抗がん剤、間もなく発売予定の抗がん剤である。この数年、抗がん剤を用いた化学療法の進歩はめざましい。注目は、がん細胞の遺伝子特性をみて薬剤選択をする遺伝子治療が始まったことである。今、がんの一部を取って、その遺伝子特性を調べることが常識となりつつある。一方で、自由診療で高額な治療費がかかる流行の免疫療法や遺伝子治療については、ネットに多数出てくるクリニックを信用してよいのか、私には理解出来ない。

遺伝子を調べること自体は、それほど難しくないし高額でもない。しかし、問題の遺伝子と抗がん剤の組合せについては、まだ十分なデータがそろっていないはずだ。このデータの蓄積がないと、的確な遺伝子治療は難しい。

患者から採取した血液のリンパ球を増やして体内へ戻すという免疫療法は、理論的には成り立つものの、自分の体の中で増やせない状態なのに、体の外で培養したリンパ球を体の中に戻して正常に機能するとは、にわかに信じがたい。私は、自己免疫力を活用する、がんワクチン療法※に期待している。

巷《ちまた》で行われているビタミンC大量療法は、試してみる価値はあるように思うが、口から摂取するビタミンCの吸収率には限度があり、多くとっても余分は排泄してしまう。吸収を一定に保つ恒常性は、生物学的に意味があるはずで、ビタミンCを大量に血中投与することが果たして良いのか……日進月歩の治療法の中で、適切に選択するのは、医師の私でも悩ましい。

※がんワクチン療法　がんに対する免疫療法の一つである。一般的なワクチン療法は、病原体に感染する前に、その病原体（抗原）を少量あるいは弱毒化して投与し、病原体に対する特異的な免疫すなわち抗体を作ることで、感染を防ぐ方法である。一方、がんワクチン療法は、がん細胞が生み出す特殊な物質を「がん抗原」と認識し、がん細胞のみを攻撃する特異的な免疫応答を人為的に作り出す方法であり、特定のがん抗原に対する免疫力だけを高める特異的免疫療法である。なお、丸山ワクチンや活性化リンパ球療法などの免疫療法は、無差別に免疫を高める非特異的免疫療法である。

ナノ抗がん剤

私はまた、抗がん剤を超微粒子カプセルに包み、病巣へ届けるナノ抗がん剤に注目している。がん組織はpH6.5前後と酸性に傾いているので、正常組織のpH7.5では溶けないが、酸性のがん組織に到着すると、超微粒子カプセルが溶解し、抗がん剤が放出される仕組みだ。したがって、従来の抗がん剤より正常組織への影響は少なく、がん組織に集約的に効果を発揮する。治験で四苦八苦しながら研究開発中のパクリタキセルNK−105がそれだ。今後、昔からある古い抗がん剤をナノ化して、生まれ変わった新型のナノ抗がん剤が開発される可能性は高く、ネットの情報にアンテナを高くしておくべきである。

分子標的薬　オプジーボ

話題のオプジーボは、夢の抗がん剤と言われているが、本当にそうなのだろうか。理論的には、体内ではがんを殺そうとする人の免疫と、がんが自分を守ろうとするがんの免疫がある。この2種類の免疫の闘いにおいて、がんの免疫に勝るように、患者の免疫を強化するのがオプジーボである。人のリンパ球には、攻撃を中止するボタンがある。がんは、この攻撃中止ボタンを押して、リンパ球に自分への攻撃を止めさせる悪賢い方法を見つけた。本庶佑《ほんじょたすく》博士は、この攻撃中止ボタンにPD-1抗体という名前を付けた。他にもPD-L1抗体、CTLA-4抗体などが発見されている。オプジーボの作用は、がんがリンパ球の攻撃中止ボタンを押せなくすることである。そのため、リンパ球は何の遠慮もなく、思う存分がんを攻撃できるようになる。このようなオプジーボの作用から夢の薬と騒がれている。しかし、この夢の薬にも難点はある。価格がべらぼうに高いうえに、有効率が2割程度しかない。その上、肺や甲状腺機能などへの重篤な副作用も報告されている。誰でもかれでも、オプジーボが無害有益な薬というわけではない。いつの世も、夢の新薬には落とし穴がある。しかし、このオプジーボ、通常の6分の1の低用量で、劇的に寛解した例があるので学会発表するとの話を主治医から聞いた。オプジーボにも、低用量奏功の使用法があったのだ。

ダビデとゴリアテの話

『旧約聖書』にダビデとゴリアテの話がある。ダビデは戦術にたけた勇士、ゴリアテは身の丈3m近い巨人で、自分の身を守る矛と盾を持つ無敵の勇士である。この無敵の巨人ゴリアテと対峙した小柄のダビデは、簡単な投石器を手作りし、ゴリアテの唯一の弱点である額の真ん中をねらって、一撃でゴリアテを倒した。がんの弱点をピンポイントで攻撃する分子標的薬は、現代のダビデであろう。

私は、分子標的薬などの新薬のお世話になることもなく、古くから使われている抗がん剤で、しかも少ない量でステージ4から脱出した。古い抗がん剤でも、ダビデに負けない治療効果を発揮してくれた。食事を変え、がんの嫌う体質に改善して、自己免疫力を保てれば、以前から一般に使われている古い抗がん剤でもゴリアテを倒す力を持っていることを体験した。ちなみに、欧米によくあるデイビッドという男の子の名前は、ダビデに由来している。賢い男の子という意味があり、日本ならば桃太郎や金太郎の「太郎」のようなニュアンスだろう。

人工知能を使った遺伝子解析とワクチン療法の時代が始まっている

がん組織の遺伝子を解析し、使用する抗がん剤を選択する新しい治療が始まっている。遺伝子解析による膨大な情報と、抗がん剤の薬理作用、患者の病状など、複雑な仕組みを解くには、人間の能力には限界がある。人工知能ＡＩを駆使したＩＢＭのワトソン君は、米国でクイズ番組に出場して優勝した優れ者である。この人工知能ワトソン君の力を借りた、遺伝子解析による新しいワクチン療法の研究が始まっている。私たちには、嬉しいニュースである。

4. 私が選んだゲルソン療法

薬に頼らない、がんを消滅させる三つの挑戦
一、生活を変える
二、考え方を変える
三、食を変える

これらは、言うは易し、行うは難し。がんを発病するほど長年しみ込んだ生活習慣は、命が取られる状態になっても簡単には変えられない。このまま何もしないで命を失うか、命がけで、この三つの変化に取り組むかだ。

私は、毎日1時間通勤で歩く、仕事を半日にして帰る、三食ともゲルソン食を続ける、日に6回野菜ジュースを飲む——を実践。いずれも、初めてすることばかりだった。

よく食べ、よく出して、免疫を活性化するゲルソン療法

ここからは、私の免疫を支えてくれているゲルソン療法について説明したい。

私は、がんにはゲルソン療法が最適と思っている。免疫を活性化する「よく食べて、よく出す」ことを、これほど見事に、科学的な裏付けをもって体系化した食事療法はないと実感しているからだ。だが、ゲルソン療法を厳密にできる人は多くはない。がんが進行し、要支援、要介護になっている人は、食事の世話を第三者に頼っている。配偶者がいても1人だけでは難しい。食材を集めるだけでも一仕事である。日に何回も飲む野菜ジュース、果物ジュースは手がかかる。多くの人は、この食事療法をしたくてもできない。だが、諦めるのは早計だ。がん体質を改善するのが基本だから、厳密でなくても、緩和した簡易ゲルソン療法でも、要点さえ守れば体質改善はできると思う。私は、ゲルソン療法の必要性や価値を知ったので、闘病中に見聞したことや学んだことについて記しておきたい。

あまりにも食べることに不勉強で無神経だった

６年前に血尿の発症で発病した頃、食生活をもっときちんとしなければと思いながらも、実行できなかった。３年前、進行がんになってから、食生活の改善を真剣に考えるようになった。結核だった父親は、若い頃、腎臓結核を患い大阪で右腎臓を摘出していた。そのせいだろう、食事に気を付けていた。玄米食を好んで食べ、アロエを栽培し、その汁をなんらかの形で食していた。40年前、私が自分の病院を創設した頃、患者に食事指導をしていた内科医の妻が、当時話題だったマクガバン報告について、よく話してくれた。しかし、当時の私は関心がなかった。

病気になって改めて読んでみると、マクロビオティックもナチュラルハイジーンも、動物性タンパク質、脂、乳製品、塩、砂糖は健康に良くないとする基本の考えは同じであった。私の好きな牛乳は、腸に分解酵素が少なく、免疫にはよくないことを知った。発病の後、圧力鍋を買って玄米を炊いてみたが、あまり美味しく感じなかった。後日、玄米粥がおいしいことを知った。学会出張で東京のホテルに宿泊した時に食べたオートミールも美味しかった記憶があった。ゲルソン食事療法の主食はオートミールである。これも、がん治療食に特化したゲルソン食事療法を選んだ理由の一つであった。

がんはゲルソン療法だけで寛解するだろうか

２０１５年１月20日、米国のオバマ前大統領は、一般教書演説の中で、がん治療の最先端を走っている米国の威信を世界に示すべく、個人特性に留意したテーラーメイド型医療（個人化医療）をさらに進め、遺伝子・環境・ライフスタイルを考慮した予防や治療を確立したいと演説した。この環境・ライフスタイルの改善は、マックス・ゲルソンやミナ・ビッセルの言う細胞環境の是正ががんを予防し、治療するという説と共通した考えである。

がんになった人は、多少の差はあっても、食事療法というものに目を向ける。巷《ちまた》には、食事療法で、がんが寛解したという本が多くある。そうした本の中で、ゲルソンの本は科学的な説得力が横綱級だった。マックス・ゲルソンは、『ガン食事療法全書』で、ゲルソン療法を厳密に行えば進行がんから回復できるとし、実際の治療例を紹介している。この書を読んだ人は、自分もしてみたいと思うに違いない。そのためには、ゲルソン療法を専門にしている病院か施設に入るしかない。残念ながら、日本にそのような施設はない。私は、試行錯誤しながら、厳密なゲルソン療法には及ばないまでも、自分のできる精一杯のゲルソン療法を試みた。ゲルソン療法を始めて半年間、体調はよかったが、画像検査では、腸骨リンパ節のがんは消えずに、立派に残っていた。やむを得ず、抗がん剤のカテーテル動注と放射線療法を受けた。幸いに、治療は奏功し、がんは縮小消失した。その治療中も、ゲルソン療法を継続していた。化学療法を補完する強い力を感じたからだ。寛解をもらった後も、がんの嫌う体質を維持する目的で今も続けている。

怖い食材の汚染、増え続けるがん

1975年から40年間でがんは2.5倍に増えた。原因として、生産過程と流通過程の両方での抗菌薬添加処理や、高濃度の農薬浸水処理（ポストハーベスト）が指摘されている。莫大な医療費が使われているにもかかわらず、がんは増え続けている。原因として、先進国では、がんと食生活の関係が注目されている。日本は、先進国の中で、食品添加物や家畜飼料への抗菌薬の添加規制が一番弱い国である。その上、米国などが、ポストハーベストを義務化しているため、輸入食材の汚染はなかなか防げない。食糧汚染大国と言われている中国でさえ、ポストハーベストを禁止している。なぜか日本政府は、輸送中の食材の汚染や腐敗を防ぐためと称して、ポストハーベスト処理のされたじゃがいも、小麦、大豆などの輸入を黙認している。だから、政府が残留農薬はないと言っても、どこまで信じてよいかわからない。日本は、防かび剤、防虫剤を食物添加物として認めている。政府は、かびの二次産物であるマイコトキシン（菌毒）のほうが体に悪いという理由で、防かび剤を認めているのだ。私たちは神経質に考えると、食べるものがなくなってしまう。都会でのゲルソン療法は難しいと言われる所以である。

がんは1位という死亡順位のミステリー

国民死亡順位の1位はがんである。がんになると助からない、がんは死病であると恐れられる理由である。しかし私は、がんは本当に死亡順位の1位だろうかと疑問を持っている。厚労省の発表を見ると、1位はがん、2位は心臓・血管系疾患、3位は脳卒中となっている。医療の現状をみると、この順位は正確なのかと疑ってしまう。病院は耐性菌がうようよしているところだから、衰弱した末期がんの患者は、耐性菌肺炎による院内感染死が多い。2010年7月に、新聞、テレビで報道された大阪医療センターでの、院内発生スーパー耐性菌（CRE）は、その後の4年間も増え続けていたが、新生児の死亡事故が続き、母親が騒いでやっと謝罪会見となった。末期がん患者の家族が、院内感染死を騒いだ事例を聞かない。大阪医療センターといえば、日本を代表する高度先進医療機関の一つである。疑えばきりはないが、がん死亡順位1位の中身は、かなりの部分、院内感染と過剰治療による医原死[※]かもしれない。

※医原死　医療事故や過剰な医療など、医療が原因で死亡すること。医療ビジネスの弊害として語られることが多い。

無責任医療への自己防衛は免疫力を保つこと

仲間である医師を批判するのは心苦しいが、風邪や慢性副鼻腔炎に安易な抗菌剤投与を続けてきた医療の責任が問われている。ペニシリンが日本に上陸し70年経つ。抗菌剤の過剰使用により生まれたMRSAという耐性菌の脅威は、いまだ記憶に新しい。最近、ペニシリン耐性細菌に対し、抗菌剤がついに効かない状態、ペニシリンスーパー耐性細菌CREが登場した。WHOと米国疾病対策予防センターCDCは、CREに強い警告を発している。オバマ前大統領も、医療の根本を揺るがす大事件、下手をするとペニシリン前の時代に逆戻りする危険を警告している。こんな時代に、がんと闘病するには自分の体力と免疫力を保つことが一番である。そのための力強い味方が、自己免疫を活性化するゲルソン療法である。事実、私はゲルソン食を始めて丸三年、風邪をひいたことがない。

難しくなった安全な食材探し

医療が安心できないだけでなく、安全な食材探しも難しい時代となった。食材探しには、それなりの情報収集、工夫と努力が必要である。ニンジンは、ゲルソン療法以外の食事療法でも用いられるため、ニンジンネットワークを活用できる。桜前線と同様に、北上するニンジン前線がある。私は、新鮮なニンジンを確保するため、このニンジン前線を追いかけ、ニンジンを手に入れている。縦に細長い国の利点である。有機栽培野菜についてもネット販売を利用している。

世界を驚かせたキャンベルレポート
高タンパク食はがんを発症し、低タンパク食は発がんを抑える

50年前ゲルソンは、がんに肉、脂、塩、砂糖はよくないことを発表した。特に高タンパクの動物性タンパク質を悪とした。34年前、キャンベルレポートが発表され、世界を驚かせた。レポートは、がんを発生させる意外な真犯人を突き止めた。発がん性物質を毎日投与したネズミをA群とB群に分けた。A群には豊富なタンパク質を、B群にはほとんどタンパク質を含まない餌を与えた結果、高タンパク餌を与えたネズミは、100%がんを発

症した。しかし、低タンパク餌を与えられたネズミは1匹もがんを発症しなかった。タンパク質食と発がん実験の関係は、世界に衝撃を与えた。

発がん性物質に囲まれた生活のなかで、がんを予防するにはどうしたらいいのか、キャンベルレポートの出した答えは、意外なことに「低タンパク質の食事」であった。

低タンパク食は元気に長生きする

動物性タンパク質はがんを発症し、低タンパクはがんを予防すると発表したキャンベルレポート以来、タンパク質は全て悪いのかという疑問に対し、その後の研究で、肉、卵、牛乳に代表される動物性タンパク質は、間違いなくがんを促進することが実証された。一方、植物性タンパク質は、がんの促進には関係しなかった。植物性タンパク質の良さが改めて見直された。しかし、植物性タンパク質を中心とした低タンパク食は、長生きできないのではないかという疑問に対し、実験結果は、低タンパク食のネズミのほうが、高タンパク食のネズミに比べて、ずっと長生きした。ネズミの平均寿命は100週。低タンパク食ネズミは、100週目はスリムな体で、毛並もよく、健康だった。一方、高タンパク食ネズミは、100週目に全部死んでいた。その上、低タンパク食ネズミは、高タンパク食ネズミのおよそ2倍の運動能力を持っていた。人も高タンパク食の人の方が活気不足だ。分厚いステーキを食べた後は、体が怠いという経験をすることがある。

塩は摂らなくて大丈夫か　ノーソルト運動とは

塩は、身体にとって毒性が高いため、食塩を減らすノーソルト運動が広がっている。米国政府は、塩分摂取量を1日10gに指導していたが、6gに下げ、さらに3.8〜5.8gに引き下げた。米国の医師は、高血圧患者の塩分摂取量を1日3.8g未満に指導している。こんな少ない塩で大丈夫なのか、疑問に思う人もいる。未精製、未加工の食事をすれば、食材の中に必要な塩は含まれているので、改めて摂る必要は無いという説もある。私は抗がん剤で痛めた腎臓から塩が漏れ、低ナトリウム血症を患っているため、断塩すると日常生活に支障を来す。塩は日に3gを目安に摂取している。

減塩はがんの活動を抑制する

塩とがんの関係については、マックス・ゲルソンの『ガン食事療法全書』に詳しく書いてある。読めば塩の怖さを実感されると思う。しかし、1日10g以上摂っていた塩を突然に断つには根性と努力がいる。というのも、塩は人間にとって快楽物質であり、無意識のうちに依存症になっているからだ。断塩しなければならない状況になって、初めて気づくのである。胸水、腹水、下肢のむくみのある場合は、すでに減塩食治療を受けているはずだが、減塩食といっても5g前後の塩が含まれている。私はゲルソン療法を始めた最初の頃、体がふらついて歩きにくかった。血液検査値を見ると、ゲルソン食に変えたとたんに、血液塩分濃度は136あったものが126に下がった。化学療法で入院時の111に比べるとよいが正常値からするとずいぶん低い。

病院の集中治療室には、血液塩分濃度と症状についての表が貼ってある。患者の異常に看護師がすぐに気付くようにするためである。

・130mEq／ℓ以上　無症状
・130〜120mEq／ℓ　虚脱感、疲労感、胸内苦悶、ふらつき
・120〜110mEq／ℓ　頭痛、悪心、精神錯乱など
・110mEq／ℓ以下　意識障害、痙攣、昏睡

これに基づくと、血液塩分濃度は130以上あれば大丈夫である。厳密にゲルソン療法

をすると、130以下に下がりやすい。度々採血はできないので、私は自分の症状を見て塩分を追加している。携帯できる1グラム塩は便利である。頭痛、ふらつき、胸内苦悶が強い時は、1グラム塩1包を摂取する。症状により追加するとよい。化学療法中は、もともと腎機能が正常な人でも尿細管の損傷を受けることがある。医師はあまり説明しないが、シスプラチン系抗がん剤の重篤な副作用の一つは尿細管の損傷である。そこまで重篤でなくても、抗がん剤の排泄に伴ってナトリウムも排泄される。その上に、減塩食なら、なおのこと低ナトリウム状態になりやすい。

がん体質は、高ナトリウム低カリウム体質であるから、ひょっとしたら、抗がん剤そのものの効果だけでなく、結果的にゲルソン食療法の低ナトリウム、高カリウムが、がん細胞の活動を抑制しているのかもしれない。

塩加減は死活問題

私は、がんの嫌う130〜128の低ナトリウム生活をしている。闘病での一番の苦労は、文字通り「塩加減」である。がん体質からの脱却には、断塩が良いことはわかっているのだが、私の場合、塩分を控えていると、すぐにさまざまな症状が現れる。まず、ふらついて真っすぐ歩けなくなる。口数が減り不機嫌になる。うつっぽくなり、大好きな風呂にも入らなくなる。食欲が減りガスが溜まる。ぼーっとしているのに寝つきが悪く、中途覚醒する。極めつけは、直近の記憶が飛んで、3時間ごとのジュースでさえ、飲んだかどうか覚えていなかったりする。

これらの症状は、梅干し3つできれいに解消する。驚くほどの即効性だ。数分で気分が晴れやかになり、体に力が戻ってくる。汗をかく季節になると、まさに塩との闘いになる。周りの人は「塩をとれば」と簡単に言うが、こちらは断塩に命がかかっている。もう少し生きたいと思うから、塩加減はまさに死活問題なのだ。

油は摂らなくて大丈夫か

健康食と言われる植物油にも種類がある。簡単に言えば、てんぷら油によく使う菜種油や大豆油はたくさん摂らない方が良い。油の多くは加熱すると酸化し、活性酸素を発生し、細胞を痛め、免疫機能を低下させることがわかっている。必要な油は植物の中に十分含まれているため、摂取する必要はないというノンオイル運動が盛んになっている。私はゲルソン療法を始めて以来、大好きだったてんぷらを食べていない。

高タンパク＋《プラス》脂肪食はがんを招く　チャイナプロジェクト

中国でがんの広域的調査をした興味深い研究がある。毛沢東ががんに倒れ、彼の指示により、国家的規模でのがん調査研究が行われた。興味深いことは、農村地帯において、がん発症率の地域差が100倍あることだ。米国での地域差はせいぜい2〜3倍。米国はある意味で多民族国家、中国は遺伝的にも漢民族。がん発症率の地域差は、民族的な違いではなく、環境因子の違いを示していた。調べていくと、中国の農村地域にみられる病気には経済格差があり、豊かさが招く病気（がん、糖尿病、肝・心臓疾患など）と、貧しさが招く病気（肺炎、結核、消化器疾患など）に分かれており、見事に、豊かな食生活のグループにがんが多かった。チャイナプロジェクトが示すのは、高タンパク脂肪食の、高い発がんリスクであった。ここで、高タンパク食はがんに悪いことは明白になった。もう一つの問題、脂肪も悪いのか。亜麻仁油、エゴマ油、青魚などオメガ3の油脂がよくて、他の油脂は悪いという話は本当か。この答えは未だ出ていないと思う。キャンベルレポートは、動物の肉にタンパク質と一緒に含まれている脂が悪いのではと推測している。

植物性タンパク質と植物性油だけで十分

植物にはタンパク質と脂肪は含まれていないと思っている人は意外と多い。これは大いなる誤解である。ゲルソン食では、肝機能さえ良ければ肉を摂らなくても、動物性タンパク質を摂らなくても、まず低タンパクになることはない。穀類、野菜にタンパク質も脂肪も含まれているからである。ゲルソンは、植物性タンパク質と植物性脂肪だけで、人は健康に生きられることを証明したのだ。

ゲルソン食の免疫を高める根拠

正常細胞のなかは95％がカリウム、ナトリウムはわずか5％しかない。元気な細胞は、細胞の中に貯まるナトリウムを、ポンプを使って常に外に汲み出している。弱った細胞はポンプの力が落ち、ナトリウムが貯まってくるので浮腫になる。ポンプの力を高めると同時に、カリウムを補充するのがゲルソン食事療法である。ゲルソンは、断塩しナトリウムを減らすだけでなく、カリウムを豊富に含んだ果物、野菜を推奨している。さらに、ゲルソンは、強力なカリウムの補充として、カリウム液の内服を勧めている。図に示した細胞の模型は、正常な細胞と、弱った細胞におけるカリウム濃度の比較である。

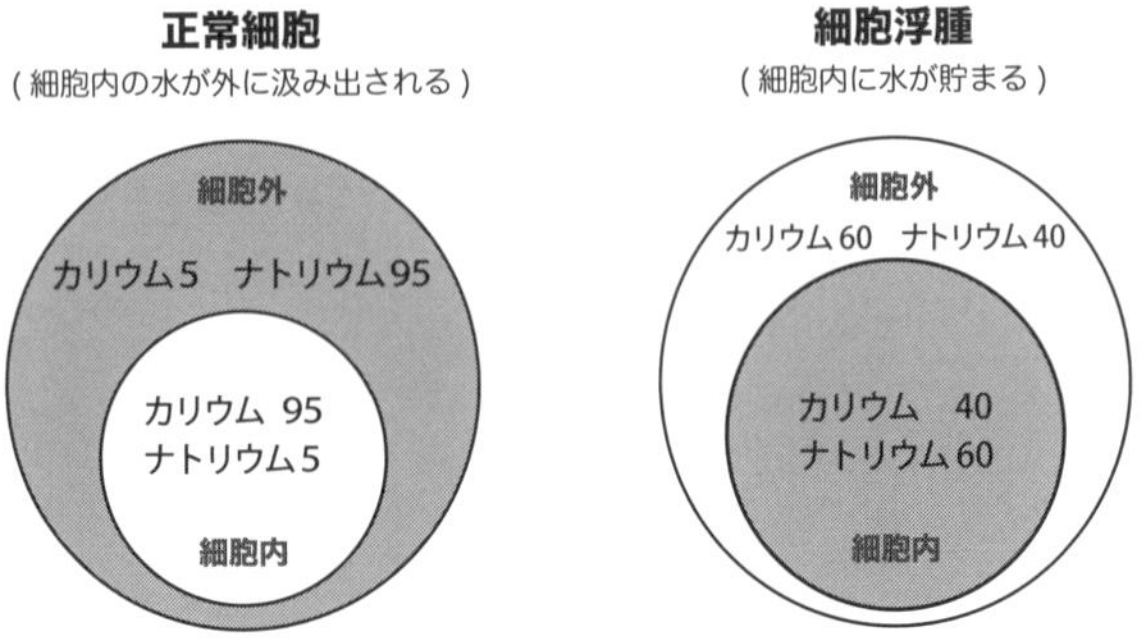

細胞内と外のカリウム・ナトリウム比率の比較
(模式図)

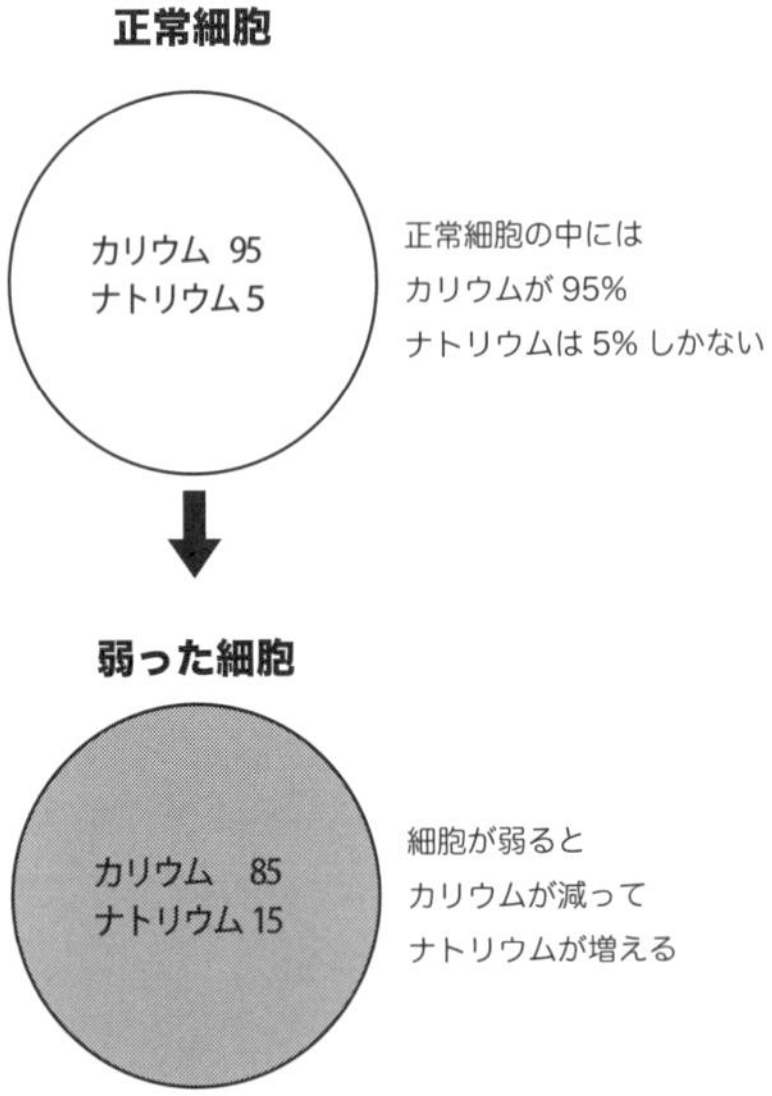

細胞内電解質の変化
(模式図)

細胞内と外のカリウム・ナトリウム比率（模式図）

ゲルソン食は、猿の食事への先祖返り

人間は猿と共通の祖先から何百万年もかけて進化した。長い樹上生活では、主食は果実であった。塩のない、ほとんど脂のない、動物性タンパク質が極めて少ない食習慣であったはずだ。

人と猿の歯は、猿が鋭い犬歯を持つほかはほとんど同じである。一方、犬の歯は人や猿の歯とは全く違う。犬歯はもとより、門歯も臼歯も尖がっている。なるほど、肉を引きちぎって丸呑みするわけだ。他方、猿は、人と同じように臼歯が発達している。歯の作りからしても、ヒトは木の実や葉っぱなど、植物を食べるのに適した歯なのだ。ゲルソン食事療法の根拠がこんなところにもあった。

いずれにせよ万年にわたり、人の祖先は植物の含有する塩・油・タンパク質を主に摂取していた。ゲルソンは、人は酸素による酸化エネルギーで生き、がんは無酸素の発酵エネルギーで生きていることに着目し、酸化システムの働きを増強する青葉野菜、果汁、ニンジンジュースなどを大量に身体に注ぎ込み、身体から有害物質を追い出し、細胞環境を浄化し、身体をクリーニングすることを目的としていた。外の世界から食糧をとらないヒマラヤ山中のフンザ族は、がんと無縁なことで知られている。アフリカで診療所を開いてい

たシュヴァイツァー博士は、アフリカの奥地には、がんはほとんどないことを知っていた。ところが、外の世界から塩、砂糖、油脂の入った欧米の食品が入るにつれ、アフリカの奥地にもがんが増えた。シュヴァイツァーと親交のあったゲルソンは、人は樹上生活には戻れないが、食生活を太古の時代に戻すことの重要性に気付いた。そこで、断塩し、カリウムサプリを摂ることにより、身体の細胞のカリウム-ナトリウムバランスを正常化することが、がん治療にとっての必須条件としたのである。

ゲルソン理論をサポートするミナ・ビッセル理論

米国ローレンスバークレー国立研究所のミナ・ビッセルMina Bissell博士は、がん発生のメカニズム研究で注目を集めているイラン系アメリカ人である。がん発生のメカニズムを遺伝子に求める研究が主流であるが、ミナ・ビッセルは乳がんの研究から、がんの発生は細胞の周囲を取り巻く微小環境micro-environmentが大きく関わっているとするECM説を提唱している。細胞を取り巻く微小環境が壊れると、がん化が起こる。逆に、がん細胞を取り巻く微小環境を正常に戻すと、がんは縮小消退する。この一連の変化をマウスの細胞を用いて動画で実証し、世界のがん研究者を驚かせた。ミナ・ビッセルの考え方は、細胞内外のナトリウムとカリウムの働きを正常化することによって、がんは縮小消退するとしたゲルソン理論と考え方の基本は同じである。

精製食品より、まるごと摂取のゲルソン食

欧米諸国では精製食品が主流である。一方、ゲルソン食は複合炭水化物食、すなわち未精製食品を主流としている。未精製・未加工の穀物、生野菜、果物を摂取すると、腸内消化酵素の働きで規則正しい順序に従って分解され、体に優しい栄養となる。複合炭水化物食は、体を浄化し細胞環境を是正し、細胞代謝を正常化して、がんをはじめ、あらゆる慢性疾患に対し有益に作用する。

精製加工された食品は、炭水化物本来の有益な作用を失っている。豊富なミネラル、ビタミンは破壊され、体を浄化するどころか逆に汚染している。ゲルソンの死から20年後に発表されたキャンベルレポート、チャイナプロジェクトによって、ゲルソン食事療法の有用性が見事に実証された。

ゲルソンは化学療法との併用を禁止していた

ゲルソンは、ゲルソン食で身体を浄化する一方で、抗がん剤という猛毒を体に入れるのは冒瀆行為と考え、ゲルソン食事療法と化学療法の併用を禁止していた。彼が扱ったがん患者は、医療から見放された進行がんであり、肝機能は相当に悪かったと考えられる。

私は、進行がんとはいえ、肝機能は保たれていたため、勇気を出して、低用量の抗がん剤とゲルソン食事療法を併用した。幸い、併用して格別な不都合はなかった。コーヒー浣腸に挑戦した時は、抑うつ気分が改善されたせいか、ずいぶんハイになった。ただ、これは良いと思って日に3回行ったところ、目に見えて肝機能が悪化した。おそらく、体にたまっていた抗がん剤の毒素が、コーヒー浣腸によって一挙に肝臓に流れ込んだせいだろう。肝臓に負担がかかり、肝機能が悪くなったのではと思っている。コーヒー浣腸を止めて3か月で肝機能は改善した。ゲルソンが健在なら、それご覧なさいと言うだろう。

私がゲルソン食を勧める理由

細胞レベルでがんの住みにくい体質に変えるゲルソン食事療法の三本柱は、①塩、砂糖、肉、脂肪、大豆の全面禁止　②大量のニンジンジュース、野菜ジュース　③コーヒー浣腸である。この三本柱を厳密に行うことは、専門の施設以外の一般家庭では無理である。ゲルソン療法を行っている人の大半は正式ゲルソン食ではないと思っている。私も正式ゲルソン食ではない。正直、断塩には苦戦した。血中ナトリウム濃度を見ながら、時には塩分を追加した。1日2400㎖飲む搾りたてのニンジンジュース、野菜ジュースには手ごたえを感じている。野菜ジュースは無理だが、ニンジンジュースは、2、3時間はポットに入れて携帯できる。オートミールは美味しい商品に出会った。気がつくと、ゲルソン食を始めて以来、風邪をひかない。風邪をひかないのは、自己免疫がしっかりしている証拠である。しんどいしんどいと言いながらも、半日は仕事をこなしている。私は、食材の持つ本来の味の素晴らしさに気が付いた。肉、卵、乳製品が無くても寂しくなかった。ゲルソン食を継続するため、ガチガチの厳しいゲルソン食ではなく、近似ゲルソン、簡易ゲルソンを行った。実際、ゲルソン療法を読んでみると、治療開始後6～12週すると、ポットチーズ、スキムミルクで作ったヨーグルト、バター、ミルクという形で動物性タンパク質と脂肪も加えることがあると書いてある（『ガン食事療法全書』P.232参照）。娘のシャルロッテ・ゲルソンは、父の時代とは食品が変わり、安全な食品を入手することがより困難になったとして、バターやミルクの摂取は勧めていない。

野菜ジュースの未知なる威力

体の浄化力が最も高いのは、野菜と果物である。野菜ジュースが重視されるわけは、生命力に富んだ上質なアルカリ水が野菜に豊富に含まれているからである。さらに、野菜に含まれている全てのファイトケミカル類、ミネラル成分、ビタミン、酵素などがジュースに絞り出されてくるからである。ブロッコリーは、がんを予防する強力パワーの持ち主である。抗酸化作用のあるファイトケミカルがいっぱい詰まっている。研究によると、ブロッコリーを食べない人は、いつも食べている人に比べて、がんになるリスクが10倍も高いという説もある。ブロッコリーに限らず、アブラナ科の植物である芽キャベツ、キャベツ、ケール、サラシナ、高菜、カブの葉などは、体内を浄化、解毒し、がんのリスクを大幅に減らすと言われている。私は、野菜ジュースには、まだ解明されていない未知なる威力があると感じている。オプジーボのような免疫チェックポイント阻害作用もあるのではと思っている。

私のジュース生活

私は毎日6回、計2.4ℓのジュースを飲んでいる。初めは下痢をして、これだけの量は飲めなかった。体が慣れるまで2カ月くらいかかった。仕事を続けているので、職場にもノーウォーク・ジューサーを置いてジュースを作っている。

午前6時　ニンジンジュース　400㎖
午前8時半　出勤して診療開始前　緑の野菜ジュース　400㎖
午前10時半　診療の合間　ニンジンジュース　400㎖とフルーツ
正午　昼食　ゲルソン弁当
（午後1時　帰宅）
午後1時半　緑の野菜ジュース　400㎖
午後3時　ニンジンジュース　400㎖
午後4時半　緑の野菜ジュース　400㎖
午後5時半　夕食
午後8時半　フルーツ
午前3時　フルーツ

・ノーウォーク・ジューサーで1回400㎖を作る野菜の必要量

ニンジンジュース　ニンジン600〜700g、リンゴ小4分の1、レモン4分の1

緑の野菜ジュース　〔基本〕キャベツ小4分の1（400g）、小松菜1把（30g）、ブロッコリー2花（70g蕾茎部分も使って良い）、レタスの葉数枚（50g）および／または水菜1把（30g）、リンゴ小3分の1（50g）〔オプション〕カリフラワー1〜2花蕾（70g）、ゴーヤ6㎝分など

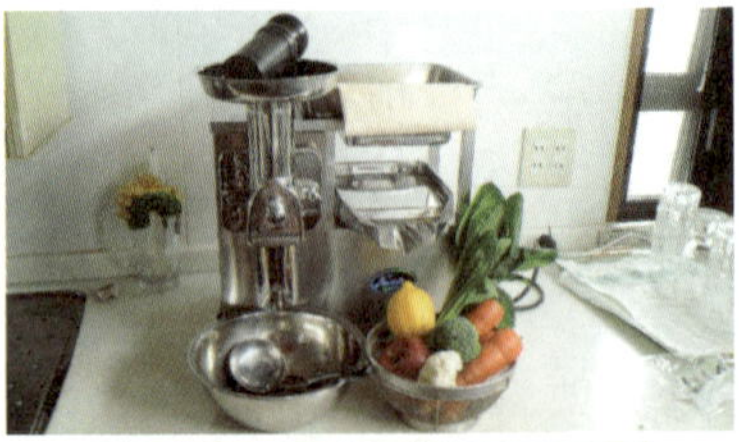

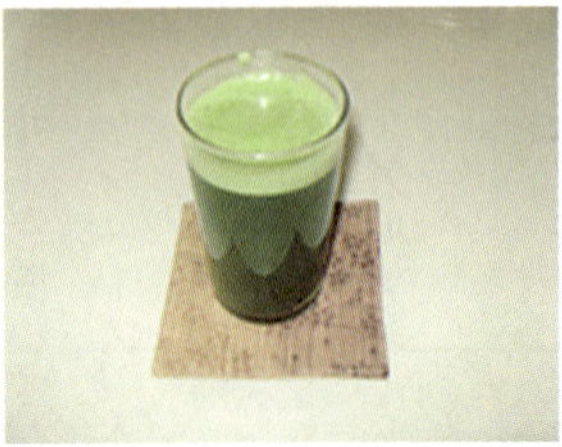

ノーウォーク・ジューサーと緑のジュース

野菜は可能な限り、無農薬、有機栽培のものを選んでいる。ニンジンは収穫できる季節は自家栽培し、足りない分は通販で購入。リンゴとレモンは、無農薬栽培を探すのは難しい。通販での購入に努力した。ニンジン、リンゴ、レモンは冷蔵庫で保存すると、ジュースが冷えてしまい胃腸によくない。1日は室温に置く細かい配慮が必要。緑の野菜は鮮度

が命。できればその日に使い切って、常に新しいものを購入した方が良い。小松菜やブロッコリーは2日程度は使えるが、キャベツは1日で味が変わる。以前、緑のジュースの味が不味くなるのを不思議に思っていたら、キャベツの鮮度の問題だった。キャベツは1日で使い切り、残った分は家族が調理して食べると良い。研究データはないが、緑の野菜のファイトケミカルや酵素は、収穫後3日でほとんどなくなるらしい。店頭で購入する場合は期限ぎりぎりだ。野菜保存用の冷蔵庫を1台、家庭用の冷蔵庫とは別に使っている。ゲルソン療法の本に、野菜保存用に別に冷蔵庫が1台要ると書いてあり、当初はどうしたものかと思ったが、野菜ジュースは体質改善の要《かなめ》、やはり必要であった。消化が良くすぐに空腹になるので、季節のフルーツも大量に食べる。私には、寝る前と夜休憩に、フルーツは不可欠だ。

ヒポクラテススープ

口から十分に食べられない進行がんの人にとって、食べやすく栄養価のあるヒポクラテススープは、ゲルソンが勧める食事の要である。トマト、じゃがいも、セロリ、パセリ、タマネギ、ネギ、ニンニクを細かく切って、2時間ほどかけて弱火でゆっくり煮込む。それをつぶして液状スープにし、食べやすい状態にしている。弱火の理由は、トマトに含まれるリコピンや、ブロッコリーに含まれるインドールは、じっくり加熱することにより、バイオ・アベイラビリティ（生物学的利用能）が高まるからだ。

ファイトケミカルとは、植物にだけ含まれる化学物質で、植物が紫外線、放射線、微生物などの脅威から自らを守るための香味や色素の成分のことである。ビタミンやミネラルよりもずっとパワフルだ。ポリフェノール、β-カロチン、リコピンなどはファイトケミカルであり、さまざまな病気から身体を守ってくれる。このスープの価値は、よくわかるので頑張って食べているが……私は野菜ジュースは好きだが、ヒポクラテススープは、さすがに毎食となるとやや苦手である。

サプリメント　百害あって一利なし

ゲルソンの勧める医療用サプリは、消化吸収を助ける消化酵素剤とカリウム、ヨード液の補充である。ゲルソンは、新鮮ジュースのほかに、血液検査値を見ながらカリウム溶液（10％）を経口投与し、カリウム濃度をギリギリまで高めることによって細胞の浮腫を治し、免疫力の回復と向上を図った。がん患者の多くは甲状腺機能が低下しているため、ヨウ素（ヨード）は肉体の抗酸化力を助け、代謝を高めるとしている。ゲルソンは無機および有機のヨウ素を大量に取らせると、がん患者が元気になることを知った。ルゴール液、甲状腺錠、ナイアシン、ビタミンB12などを用いた。

ゲルソンの栄養サプリには、レバーカプセル、コロストラム（初乳成分）、ビーポーレン（ミツバチ花粉、天然型アミノ酸）などがある。私は、消化酵素剤とビタミン剤を飲んでいる。ゲルソン食は食材にお金がかかるため、巷《ちまた》にある高価なサプリは飲んでいない。がんに効くと謳われている巷のサプリを摂るなら、無害であることが大前提だ。高価なサプリの効用は、単なる安心感だと思う。百害あって一利なし。サプリは飲まない方がよい、が結論だ。

ゲルソン食事療法を長期的に続けるコツ

人間はストレスの塊で、ストレスは食べて発散するのが一番効果的だ。食べたいものを我慢すると、新たなストレスとなる。いつになったら食べたいものが食べられるのか、ゲルソン食事療法を行っている人に共通する関心事である。マックス・ゲルソンは、子供と老人はある程度の動物性タンパク質を摂ったほうがよいとしている。病状が急性期を脱し落ち着いたら、ゲルソン食を7割、普通食を3割まで緩和できるとしている。娘のシャルロッテ・ゲルソンは、同じく落ち着いたら、ゲルソン食を9割、普通食を1割としている。10日のうち1日普通食、1か月なら3日9食の普通食までは可としている。

私は、週1、2回、夕食に煮魚、焼き魚を食べている。そして月1回、夕食を外食している。旅行は1泊2日とし、ゲルソン弁当、ジューサー、野菜を持参する。寛解を得てからは、脂身の少ない魚やイカの刺身は、ほぼ毎日夕食にいただいている。

食事療法を長続きさせるもう一つのコツは、手伝ってくれる人を確保することである。嫁、娘、息子より、友人知人を頼んで、人手を確保した方が良い。家族の誰かが一人で抱え込む状態は、長続きしない。

私流のゲルソン食事療法

ゲルソン食事療法を始めて3年が過ぎた。私に限らず、がんを患った人の多くは食事療法に関心を持っている。マクロビオティックス、ナチュラルハイジーン、ゲルソン療法などが有名である。

食事療法への関心はあっても、誰もがゲルソン食事療法を実行できるわけではない。本気で実行するためには、支援者が必要である。私は、家族の支援を諦め友人知人に助けを求めた。そして、自分の置かれた立場、自分の病状から、ゲルソン食事療法の内容を緩めて、自分でも継続できるゲルソン療法を行った。真面目な人は、ゲルソン『がん食事療養全書』に書いてある通り、きちんとした食事療法をしないと効果はないと思って、最初から諦めてしまう場合が多いと聞く。私は、ゲルソン療法の本質さえ間違わなければ、内容を緩めても効果はあると感じている。ゲルソン療法をアプローチしやすいように、三段階に分けて考えてみた。

・純粋ゲルソン療法（日本の家庭では不可能）

対象者は、マックス・ゲルソンが著書に書いている通り、手術、化学療法、放射線療法の適応から外れた進行がんの人たちである。入院または入院に近い状態の人たちでもある。その多くは、栄養状態は悪く、貧血、浮腫があり、痩せて、食欲も低下している。純粋ゲルソン食は、徹底した断塩であり、水すら飲ませない。水分は、野菜果物ジュースからのみ摂取し、口から食べるのは流動食に近いヒポクラテススープ、オートミールのみである。そして、1日4回のコーヒー浣腸を行う。これらのメニューを実行するためには支援者が必要であり、配偶者一人ではとても担うことはできない。私は、純粋なゲルソン療法を、日本の自宅で行うことは不可能と思う。

・近似ゲルソン療法

要支援であっても、食べて、歩いて、排泄できる人たちが対象である。近似ゲルソン食では、塩、動物性タンパク質、脂、乳製品の禁止など、基本は純粋ゲルソン食と同じである。違うところは、魚、ヨーグルトなど、ゲルソンが2、3か月の急性期治療を終えた後に緩和する食材を、最初から摂取することである。野菜果物ジュースは必須、コーヒー浣腸は自由選択、コーヒー、アルコールは禁止。本人が動ける状態の場合、本人と支援者がいれば可能である。

・簡易ゲルソン療法

進行がんであっても、基本の日常生活は自立し、制限付きでも仕事をしている人、放射線治療や化学療法を受けている人、または、治療が終わっている人が対象である。食事は減塩が基本で、最初から刺身、脂身の少ない魚は1日1回、毎日食べてよい。ゲルソンの基本である肉、脂、乳製品、精製糖は禁止。豆類、納豆、豆腐は控えめに摂取、野菜果物ジュースは必須、コーヒー浣腸は自由選択（化学療法中あるいは終了して1年未満は原則禁止）、1日コーヒー1杯、ビール350㎖まで。

アルコールは、ビール以外はダメ

ゲルソンはアルコールを禁止している。私にとって、長年の習慣となっている夕食時の一杯のビールは断ち難い。アルコールはストレス発散に良いことは周知の事実である。日本肝臓学会は、体に支障がないアルコールの量は、1日あたり20g以下としている。私は、寛解をもらってからは毎晩ビール250㎖缶を楽しんでいる。135㎖缶のときもある。

ゲルソンが推奨したコーヒー浣腸

・浣腸の歴史　美容と健康法として紀元前の昔からあった

水浣腸の歴史は古い。二千年前の死海文書、ユダヤ教「エッセネ平和福音書」に、浣腸の詳細な記載があると言われている。決定版ゲルソン食事療法の中で引用されている一文を紹介しよう。

「真実を述べよう。水の天使があなたの内と外との汚わらしさを洗い流す。全ての汚わらしさと悪臭があなたから流れ出し、あなたを被っていた不潔さえも水に溶けて、川の流れのかなたに去って行く。真実を述べよう。聖なる水の天使が全ての汚わらしさを洗い流し、全ての悪臭を甘い香に変える……。水の天使があなたの外面だけをきれいにすると考えてはいけない。真実を述べよう。内面の汚わらしさは外面の不潔に勝る。たとえ外面をきれいにしても、内側は汚いままである。これでは、外側をきれいに塗り飾った墓の中で、身の毛もよだつ不潔と醜態が存在しているようなものだ。だから真実を述べよう。水の天使はあなたの内面も清める。そしてあなたは過去の全ての罪から解き放たれ、川の面に日の光が戯れるかの如くあなたの内面は清らかになる……。そのために身の丈ほどの長い茎を持つ、良く伸びたひょうたんを探しなさい。そして中身を取り除き、太陽の熱でぬるんだ川の水を満たしなさい。それを木の枝にかけ、水の天使の前で地にひざまづき、伸びたひょうたんに付いた長い茎の先端をあなたの後方から押し入れなさい。水はあなたの腸内に流れ込むだろう。水の天使の前でひざまづいたまま、神があなたの過去の全ての罪を許すよう祈り、水の天使があなたの体から全ての不浄と病を取り去るよう祈りなさい。水はあなたの体の外に流れ出て、内にあったあらゆる不浄と悪魔の匂いを運び去る。あなたは神殿であるからだを汚していた全ての醜態と不浄を目にし、匂いを嗅ぐだろう。たとえあなたの体に棲みついた全ての罪があなたを痛めつけたとしても、水の洗礼がその全てから解放してくれるだろう。毎日、食べ物を口にしていないときに、水の洗礼であなたを生まれ変わらせ、あなたから流れ出る水が清らかな川の流れのようになるまでそれを続けなさい。あなたの体内に川の流れを持つように専念し、あなたの罪から解放する水の天使と神とに感謝を捧げなさい。この水の天使による聖なる洗礼は新しい命への復活である」

古代の人々が、すでに浣腸という健康法を知っていたことは驚きである。断食と腸洗浄という方法が、何千年の時を超えて普遍の健康法であり、単に物理的に汚物を取り除くという考え方だけでなく、さらに心の平穏を得る方法としても知られていたことは、驚くべきことである。

・コーヒー浣腸の歴史　出すだけにあらず、驚くべき浣腸の底力

第一次世界大戦中、ドイツは連合国軍に包囲され、負傷兵が病院に次々と運び込まれていた。薬が無くなった状態で、思い付きで腸内洗浄にコーヒーを入れた浣腸をしたところ、傷の治りが良くなった。このことにヒントを得たドイツのゲッティンゲン大学のメイヤーとヒューブナー教授は、動物実験でカフェイン浣腸が胆管を広げ、胆汁の排出を良くすることを発表した。この発表に注目したゲルソンは、がん患者の腸内洗浄にコーヒー浣腸を用いたところ、がんの回復を早める作用に気付いた。本格的なゲルソン式コーヒー浣腸は、既定の濃度のコーヒー浣腸液１０００ccを使って4時間おきに4回程度行う。病人の状態に応じて、浣腸液の量や回数を調整する。コーヒー浣腸は、ゲルソン食と両輪をなす、大切な体の解毒浄化療法なのである。ただし、化学療法を一度でも経験した人は、コーヒー浣腸により体内に蓄積された抗がん剤が一挙に肝臓に集まり、肝機能低下や貧血促進を生ずることがあるため、コーヒー浣腸経験者の助言を受けながら、慎重に始めていただきたい。

・私のコーヒー浣腸　挑戦と失敗

コーヒー浣腸とはなんぞや、と未経験者は奇異に思う。使用するコーヒーは大さじに軽

く3杯、３５０cc程度の蒸留水で15分ほど煮出した液を蒸留水で１０００ccに薄め、人肌程度の温度に調整する。最初から１０００cc浣腸できる人は少ない。私は右を下側にして横になり、両膝をお腹の方に軽くひき寄せた姿勢で３００ccを浣腸し、4〜5分待って一旦、排便した。一呼吸おいて、残り７００ccを浣腸し12〜15分我慢し、排便する方法をとっていた。コーヒー浣腸後の気分は爽快で、経験者の多くが称賛している。コーヒー浣腸は気持ちを元気にし、一日を元気に働くことができた。仕事が忙しく時間のない人は早朝1回、時間のある人は朝夕2回がお勧めである。病状の良くない人は複数回必要である。ただし、化学療法中で肝障害のある方は、コーヒー浣腸は止めた方がよい。ゲルソン療法では、化学療法中および化学療法後間もない人のコーヒー浣腸は、お奨めしないということだったが、化学療法の合間に自分で体験してみた。1日に1回の時は気持ちよく、これはいけると思って回数を1日3回に増やしたところ、体が妙にだるくなり、血液検

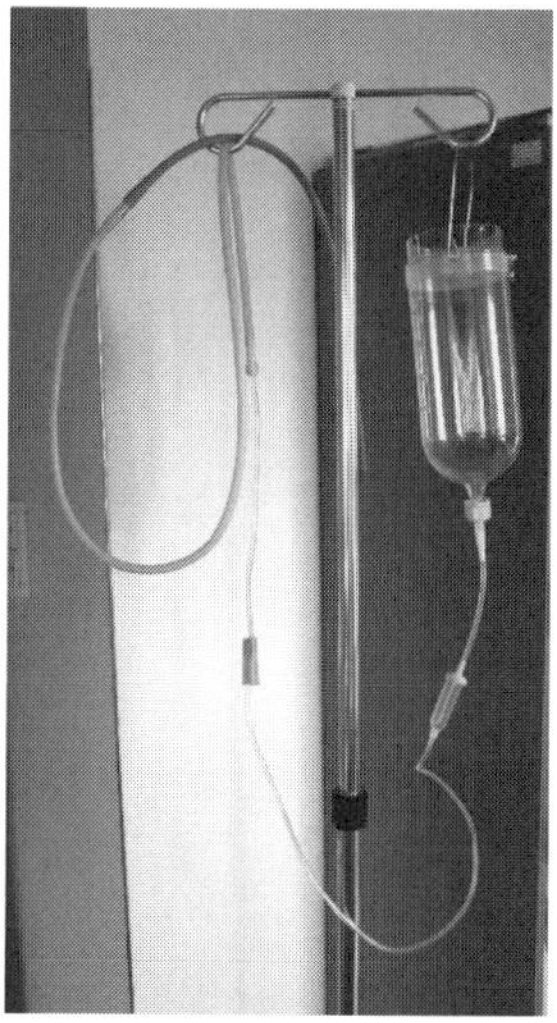
手製の特製のコーヒー浣腸セット

査ではコリンエステラーゼが急激に下がった。これはまずいとすぐに止めた。止めて3か月して、ようやく肝機能は回復した。

野菜ジュース浣腸

ゲルソンはニンジン・リンゴジュースでの浣腸と、刺激性のあるオレンジジュースを入れない野菜ジュース200～300㎖は、そのまま体内に留めて排出の必要はないとしている。この程度の量は結腸から吸収されるからである。便意があれば、排出されてもよい。冬場は、作った野菜ジュースを容器に入れたまま、お湯で体温程度まで上げてから使用する。口から飲めない、食べられない人には良い方法と思う。

試してみたいジュース断食療法

断食療法は、古来から行われている民間療法のベストセラーである。自己免疫の主役は、おなかの腸管である。がんは冷えるほうが好きなので、おなかを冷やさない、おなかを温めて免疫力を高めることはよく知られている。断食は、腸管に休息を与え、免疫力を高めるのではと思っている。まずは、月に1回、1～2日間、野菜ジュース断食を試みたいと思っている。寛解をもらった今、これからの体調維持のため、ジュースだけ摂取する断食を試してみたいと思っている。

私をとりこにした 新鮮野菜ジュース

骨転移の痛みが消え、明日を生きようという勇気がわいた時、ゲルソン食事療法を始めた。この頃、私の体は、新鮮な生野菜に飢えていた。ノーウォーク・ジューサーで作る新鮮な野菜ジュースは、衝撃的なほど私の体を変化させた。毎日、どれほど飲んでも飽きない。至福を感じるほど美味しい。とんでもないくすりに出会った。体質を根本的に変えてくれるような気がした。病院にも、薬局にもないくすり。私は、自然の恵み、野菜ジュースという妙薬を知った。心と体が元気になると、生きるということがこんなにも楽しいことを、闘病をとおして改めて知った。

まとめ　寛解への道のり

ＰＥＴ－ＣＴ検査で陰性になってから丸３年が経つ。無我夢中で走り抜けてきた。振り返ると、一歩踏み外せば、深い谷に真っ逆さま、まず助からない危ない橋を渡ってきた。我ながら、よく生きているものだと思う。これからの目標は、せっかくもらった寛解を維持し続けることである。

私が、ステージ4まで進行した自らのがん体験から、見つけ出した寛解への道は、自己免疫力という一本まっすぐに通った道だ。抗がん剤は、欲張らず自己免疫を壊すほどの量を使わない低用量で、気長に続けられるメトロノーム療法ができれば、間違いなくがん治療の特効薬である。放射線も、かけすぎなければ、有効な治療である。抗がん剤も、放射線も、自己免疫を壊すほど使うと何の意味もない。所詮、がんを克服するための主たる戦力は、自己免疫なのだ。がんを少し弱らす程度の、低用量の抗がん剤や放射線の力を借りながら、運動、良眠、食事療法などの生活改善、ストレスを溜めない考え方の改善や上手な気分転換によって、心と身体を平常化し、自己免疫力を維持すること、すなわち生きる力を失わないこと、これが寛解への近道だと信じている。

――東京の訪問看護師Tからもらった手紙――

先生の闘病をつぶさに見て思うのは「がんとは闘わないけれど、諦めない挑戦者」だということ。祥子先生を亡くし、多くの大切なものを失って、失意のどん底での発病。最初は亡くなった友人のお話ばかりなさっていました。無治療の間も、一生懸命遊び、長年温めておられた本の執筆や財産整理を急いでおられたけれど、不安でいっぱいだったはず。時々飲みすぎておられました。手術後の化学療法中、低ナトリウムで、このままでは明日からＩＣＵだというメールを受け取ったのは、私が米国出張から帰った成田空港でした。まだスイカとトマトは食べられるとのこと、とにかく塩を振りかけて食べてと電話しました。また、在宅で穏やかな治療を受けながら、余命宣告より、ずっと長く元気に生きておられる人たちのお話もしました。

この3年の闘病記は、先生の創意工夫の賜物です。教科書通りに行かない現実に、風穴を開けて突破してきた、壮絶だけれど、いつも必ず希望があるパンドラの箱です。傍でこれほど多くの学びと喜びを知る機会を得て、私は幸せです。

先生は、闘病中も、男性としての魅力を失わない不思議な人です。僧侶のような時もありましたが、まもなく黒々と髪が回復し、先生より若い男性患者さんが羨むほどです。最近になって、生きたいパワーの方が勝ってきたとおっしゃるようになりました。3年前に比べて、お顔がずいぶん明るくなりました。これほど嬉しいことはありません。先生はみんなの太陽です。先生に出会った人は皆、愛されキャラの虜になります。これからも、ずっと輝き続けてください。

3 資料編

友人への手紙

その1　2014年11月10日

娘さんからいただいた画像および検査情報、医師の書かれた説明図を拝見しました。画像上は、膵臓の体尾部腫瘍を認めます。腹腔内に転移病巣は見られませんが、腹水が見られます。血液検査、腫瘍マーカーCA19-9は1か月前のデータですが、227・6は上限の6倍とまだ相当低い値です。つい最近のSpan-1は139と上限の5倍弱でこれも異常に高い数値ではないと思います。CA19-9は病状をよく反映しますので、今後とも注目すべきマーカーです。

私自身、化学療法を始めて1年半経ちます。個人的には、TS-1内服療法を即、始めた方が良いと思います。私は治療初期はTS-1の兄弟薬であるUFTを7か月内服しました。副作用も少なく在宅治療が可能なので、躊躇することなく、始められた方が良いのではと思います。私の主治医は泌尿器科医ですが化学療法の経験が長く、膵臓がんの治療経験も豊富です。電話で相談したところ、CA19-9が1か月前とはいえまだ低いので、なるべく早く化学療法を開始した方が良いと私と同じ意見です。膵臓がんは膵頭部に多いため、黄疸などのわかりやすい症状が早く出ます。体尾部がんの場合は症状が出にくいのです。77歳という年齢から、がんのスピードもそれほど速いとは思えません。最初はTS-1内服単独療法を始め、マーカーが上昇するようであれば、一般的にはジェムザール（GEM）を併用するGS療法となります。いずれにせよ、自宅から通院で加療が可能です。ご本人は手術希望がおありと伺いましたが、かなり大きな手術なので、侵襲《しんしゅう》もそれだけ大きく体の負担となります。

まずは、化学療法でがんを鎮静化させ、それから他の治療法をお考えになられた方が妥当と思います。腹膜播種《はんしゅ》がなければ、放射線治療の方法もありますが、今の状況は難しいと考えます。一般に大病院志向があります。私自身、大学病院での化学療法に失敗した経験から、大病院は治療ガイドラインに沿った画一的な処方になりやすく、白血球、血小板の減少をきたし、病人より医師の方がギブアップする例が多いです。年齢、体力の個人差を考えた患者さんに優しいテーラーメイド※の化学療法こそ、延命効果があると私は信じています。ご本人が納得されることが大切なので、まずは大病院を受診され、治療方針をお聞きになるのがよろしいと思います。その後で、私や私の主治医の治療方針を参考にしていただければと思います。

※テーラーメイドの化学療法　個別化医療とも言われる。標準化された治療計画に対して、個人の特性に最適化した治療計画のこと。近年では、個人の遺伝子情報解析に基づく治療計画を含めることが多い。

その2　2014年12月2日

私は家内にも子どもにも言えない辛苦を舐め、15歳から一家を支えました。頑固一徹な性格もありますが、嘘の言えない不器用人のため、自分の作った世界に生きてきた男です。がんを発病し、当初、無治療を選択しました。40年連れ添った妻の七回忌を済ませた後の発病であり、喪失性うつ状態でもあり、十分な判断が出来ていないと、周囲から治療を受けるよう説得を受けましたが、頑固に治療を拒否しました。私は人生に偶然はない、全てが必然である、また人生に確実なものはない、全てが不確実である、との考えで生きてきました。転移が始まり、痛みに耐えかね、治療を受諾し、今は、生きておれば面白いことも多いからと治療と食事療法を頑張っています。

さて問題は、がんの治療法があまりにも画一的で、病人の実態に合っていないことです。同封します、私のホームページに詳しいいきさつは書いておりますので、お読みいただければ、おおよそご理解いただけるのではと思います。

病人が知っておくべきことがあります。それは、がん治療専門医である医者の多くが、進行がんは治らない、助からない、と思っていることです。彼らのこの間違った考えが、画一的な抗がん剤の処方を平然とさせるのです。抗がん剤は、その病人に合った正しい使い方をすれば、驚くほどの延命効果をもたらします。私は肺転移、骨転移、リンパ節転移など、末期のステージに入った時、余命1年と教えられましたが、1年を越えて、元気で普通の生活を送り、仕事も続けております。

私が元気でおれる理由は、私に合ったがん治療を選択してくれる医師に出会えたからです。貴兄が最初に処方を受けたTS-1は、日本で開発され世界的な評価を得ている素晴らしい抗がん剤です。私も7か月内服しました。問題は、医師の処方量にあります。娘さんからお聞きしますと、1日量120㎎とのこと、これだけ大量に飲みますと早期に副作用で中断せざるを得なくなります。貴兄の状況から、推測ですが、60㎎/日から始め、80㎎/日が最大量と思います。私なら、60㎎を朝20㎎、夕40㎎と夕方に多く飲む時間治療を選びます。少量のTS-1を継続しながら、ジェムザール100㎎を週

1回点滴投与する、TS-1、ジェムザール併用療法が第一選択に思います。少量の薬剤が意外な効果を現すことは、他の分野でも数多く報告されています。

私は認知症外来のお手伝いをしていますが、若い医師の処方量の無謀さに立腹し、病人の副作用に同情することがあります。今日の外来で、レビー小体型認知症の患者にアリセプトが処方されていましたので、家族に説明し、服用量を変更しました。これにより、副作用の興奮状態は治まりました。抗がん剤においても、同じことが日常的に行われています。私自身、大学病院でジェムザール1800mgの投与を受け、死線をさまよいました。今は、100mgでも多いと感じる時があり、75~50mgを使用しています。がん治療専門医たちは、製薬メーカーの指導する処方量を盲信し、低用量を推奨する一部のがん治療医を村八分にしているのが実情です。私は低用量の化学療法に、優しい線量での放射線治療の併用が好ましいと思っています。

こういった治療に、体の免疫力を保つため、解毒療法である玄米菜食主義やゲルソン食を併用するのが、最も好ましいがん治療と思っています。食べやすく、消化が速く、胃腸に負担が軽いのはゲルソン食なので、私はゲルソン食を選択し1年になります。ゲルソン食の主食は、オートミールですから、男料理で簡単にできます。ヒポクラテススープも、たまねぎとジャガイモ、トマトを細かく切り、2時間煮るだけです。オートミールもほぼスープですから、膵臓がんの人でも食べられます。ニンジンジュースも、ヘルシオジューサーで簡単に作れ、苦になりません。ニンジンと野菜を一緒にすれば、理想的ジュースです。私は、毎日、ニンジンジュースを朝6時、10時半、午後3時の3回で計1.2リットル、緑の野菜ジュースを朝8時半、午後1時半、4時半の3回、計1.2リットルの併せて6回、2.4リットルを飲んでいます。ヘルシオジューサーでは間に合わないので、ゲルソン療法で勧められているノーウォーク・ジューサーを、自宅や職場に置いて、新鮮なジュースをたっぷり飲めるようにしています。ノーウォーク・ジューサーは、1台30万円以上しますが、1日フル回転しているので、元が取れると思います。必要があれば紹介します。大量に思われるでしょうが、意外に飲めるものです。体質改善に必要な要素がたっぷり摂れる、一番手軽な方法ですから、飲めるなら、飲んだ方が良いです。飲めないようなら、1回180~200㎖を体調に合わせて、できるだけ多くの回数(できれば6回以上)飲むと良いと思います。私は、ジュースのお蔭か、体重は75キロから減っていません。それから、油と塩と肉を極力減らすことが肝心です。うどんは私も大好物ですが、精白小麦に塩が入っていますので、我慢してなるべく食べていません。生きる意欲さえあれば、低用量抗がん剤治療もゲルソン食も苦になるどころか、空気のように日常生活に馴染んできています。

貴兄におかれては、これからの半年がとても大切です。決して諦めないでください。諦めた途端に、がんは大きくなります。諦めない意欲が免疫力を高めます。この大切な時期に正しい治療を行えば、がんは縮小し、共存できるようになります。私が見本です。

その3　2015年5月10日

初夏の陽気です。約1時間かけ、クリニックまで半袖で歩いて出勤しています。急がずのんびり、呼吸法をしながら歩いています。

娘さんの弾んだ声で、父が思った以上に元気になり、病気と向き合う気力が出てきたようだと話しておられました。

私もおかげさまで、肺転移、骨転移、リンパ節転移、いずれも増大傾向はなく、食欲旺盛で、毎日仕事をしています。治療は、今も大学病院の抗がん剤の5分の1から10分の1の量を続けています。私より後から発病した仲間の医師たちは、抗がん剤により食欲が落ち、体重が落ち、先に逝ってしまいました。最近のがん治療の流れは、食欲と体重を落とさないことを基本としています。食欲を落とさない少量の抗がん剤、食事療法、呼吸療法、運動療法、消化酵素、ビタミン剤などの補完療法を組み合わせた統合医療に向かっています。病院は病人に情報提供する責任と義務があるにもかかわらず、多くの病人は自分の抗がん剤の名前、使用量すら知りません。ましてや、白血球数、リンパ球数など、重要な情報を知らないのが実情です。私は２０１３年８月、肺転移、骨転移、余命６～８か月と教えられました。その半年間はパニック状態でした。半年を過ぎ、冷静になってから大学の治療に別れを告げ、低用量化学療法に切り替え、今年２回目の桜を見ることができました。低用量化学療法は間もなく丸２年を迎えます。主治医から、そろそろ化学療法を終わりにしましょうかと言われています。あと３年、80歳まで生きたいと欲を出しています。

娘さんは、父は腹水のたまった膵臓がんだから食欲がないのでしょうと言っていましたが、食欲不振は化学療法の量が多いためもあると思います。３週間治療、１週間休薬と聞きました。私は、食欲維持が最優先ですから、２週間に１回治療で十分に思います。いかなる治療も、食欲を落としては無意味です。食べること、歩くこと、眠ることによって、自己免疫は保たれます。自己免疫を破壊するような化学療法は、百害あっても一利なしです。主治医に、リンパ球を１０００以上に保たれるような抗がん剤治療を要望されたらと思います。

主治医と病人は対等の立場です。主治医に対し遠慮なく、あなたの年齢、病状、体力に合った適正な医療を求められれば、がんとの共存は十分可能です。遠慮なく、現在の治療内容について情報開示を求め、入手した資料について勉強されることです。近藤誠氏の極端な考えは論外ですが、一般書に良い本がたくさんありますので、ご希望あればいつでも紹介します。

お迎えが来るまで、元気にいたいものです。私は半年を目標に生きています。限られた時間しか持たない私たちは、垣根のないお付合いをしたいと思います。私に聞きたいことがあれば、遠慮なく娘さん経由で連絡ください。

その４　２０１５年12月1日

娘さんから連絡をもらいました。体調がよろしいようで、喜んでおります。

ご存じかと思いますが、パクリタキセルを改良したアブラキサンは、抗腫瘍効果が高く、5年前から多くのがんに使用され、分子標的剤に近い薬です。とくに、膵臓がんに対するジェムザール、アブラキサン併用療法は、高い有効性が認められています。この薬は昨年12月から、進行膵臓がんに保険で使えるようになっています。

膵臓は胃の裏側の背中にひっついて十二指腸と脾臓の間にある、ヒラメのような厚さ2センチの臓器です。膵臓の治療が難しい理由は、厚さが薄いからです。あなたの経過が良く、私の経過も良い共通の理由は、悪性度の程度が中くらいだからと思います。専門的には、分化度と言います。分化度が低いほど性質が悪く、分化度が高いほど性質が良いのです。あなたの病巣は、周囲に影響はしているものの、他の臓器へ転移のないステージⅢと思います。ステージⅢ以上の1年生存は15％ですから、1年経って発病時よりもお元気であるということは、分化度の比較的高い良いタイプのがんであろうと思います。いずれにしても、高用量の抗がん剤ではなく、自己免疫力を温存できる程度に用量を抑えた治療が望ましいと思っています。腹水で歩けなかった貴兄が、自転車に乗って買い物に行かれているのは、今の治療が一番合っているからです。主治医と仲良くされ、引き続き頑張ってください。

ゲルソン食　試食会で話したこと

「がんを発病して4年を過ぎ、進行がんになって1年を過ぎました。去年のこの虹の会は最後と思っていたので、唱えていた念仏、般若心経の話をしました。今日は、まだ生きているぞと、少し興奮気味ですが、この1年間お世話になったゲルソン食についての話をします。日本でゲルソン食に近いのは、石塚左玄（1851～1909年）の玄米菜食療法です。彼は漢方医の息子で、幼少より慢性腎炎を患い、医学を志した人です。左玄の食事療法は、ナトリウムは陰、カリウムは陽とする陰陽論です。ゲルソンは、左玄から30年後、1881～1959年に活躍したポーランド系ドイツ人医師です。左玄の時代には、グラハム・ベルやトーマス・エジソンがいます。ゲルソンの時代には、シュヴァイツァーやアインシュタインがいます。ゲルソンとシュヴァイツァーは家族ぐるみの親交があったそうです。ゲルソンと左玄の共通点は、ナトリウム塩の過剰摂取を悪とし、カリウム野菜果物を善とする食事理論です。私は、進行がんになった時、左玄の玄米菜食か、ゲルソン食のどちらを選ぶか迷いましたが、がんの食事療法に特化したゲルソン食を選びました。ゲルソン食は、理論の裏付けがきちんとされており、納得できたからです。私が化学療法を受けながら外来診療を続けることが出来たのは、ゲルソン食のおかげと思っています。（中略）アップルの創業者スティーブ・ジョブズは、3年前に膵臓がんで亡くなりました。膵臓がんが発見された時、ジョブズは確固たる死生観を持っていたので、手術、化学療法を断り、左玄の弟子である桜澤が米国で広めたマクロビオティック食を取り入れたようです。米国には、玄米菜食主義を少し変えたマクロビオティック食や、米国の医師たちが始めたナチュラルハイジーン食が盛んでした。（中略）彼の闘病生活は色んな意味で、賛否両論の評価を受けています。結果的に、膵臓がんで8年間生きのびたことは立派だと思います。私もゲルソン食事療法を取り入れ、ジョブズのように8年生きたいと思っています。玄米菜食を主体としたマクロビオティック食もゲルソン食も、自分の免疫力を高める作用は同じではないかと思います。（中略）がんに休眠していただくためには、体の免疫力を元の健康な状態に戻すことです。免疫を回復させるには、食事だけでなく、睡眠と運動が大切です。睡眠については、またの機会に譲り、今日はゲルソン食についてお話します。

ゲルソン食は四足の獣の肉、脂、乳を一切使いません。その上、私たちが不可欠と思っている塩、砂糖を使いません。（中略）私もジョブズも、誤った食生活で体のミネラルのバランスが壊れていたのかもしれません。今日は、ゲルソン療法の柱であるニンジンジュース、野菜ジュースの作り方を、ノーウォーク・ジューサーを用いて実際にお見せします。一般の粉砕式ジューサー、ミキサーは、野菜の成分を壊します。このジューサーは、左側でニンジンや野菜を粗く砕き、布で包んで右側で絞ります。簡単に短時間でこのような新鮮なジュースが作れます。できたジュースはその場で飲みます。（中略）ここにあるのはゲルソン博士が勧める、ジュースと同じように大切なコーヒー浣腸のセットです。口から飲むコーヒー3杯分を蒸留水で１０００ccに薄めたものです。それでは、私がこの1年食してきたゲルソン食を、料理長さんに協力いただき作っていただきました。どうぞゲルソン食を味わってください……」

〔**後日談**〕会が終了し、一部の人は、あまりの低塩、低カロリーに驚き、その足で向かいのラーメン屋に行かれたと聞きました。

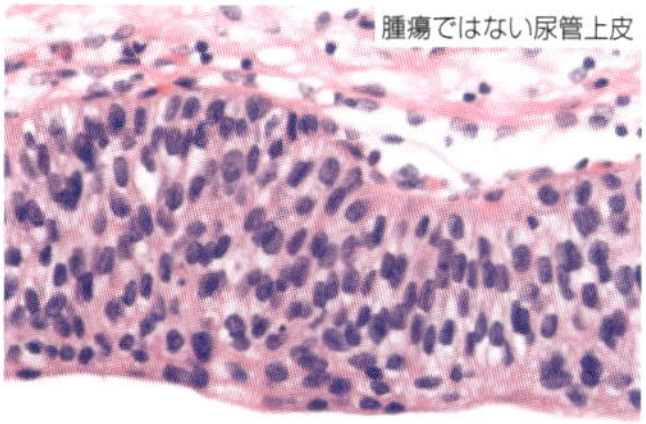

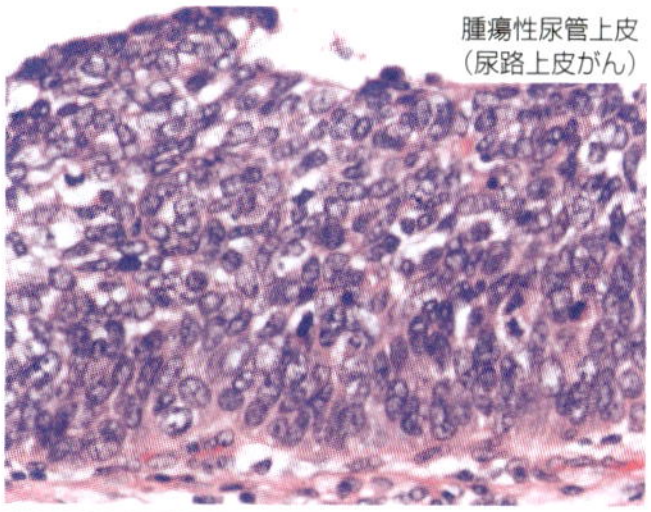

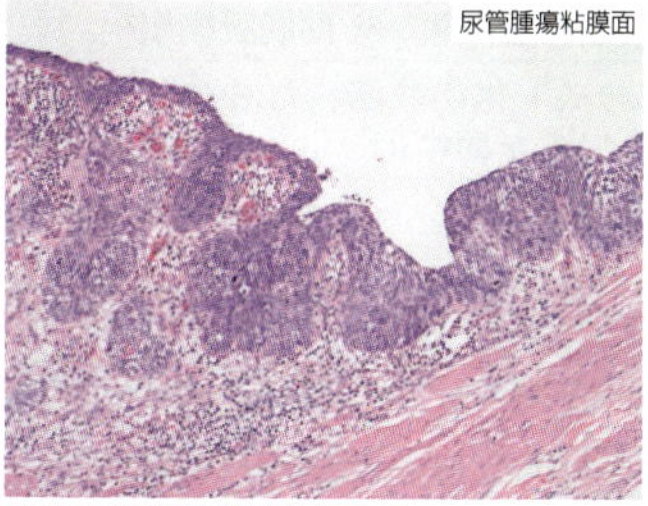

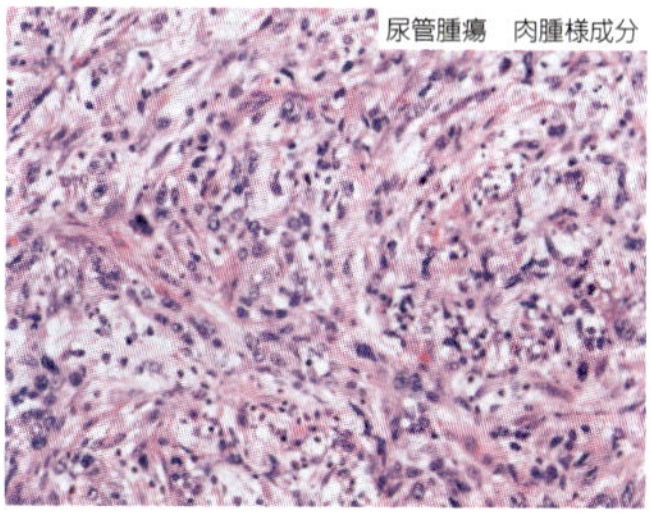

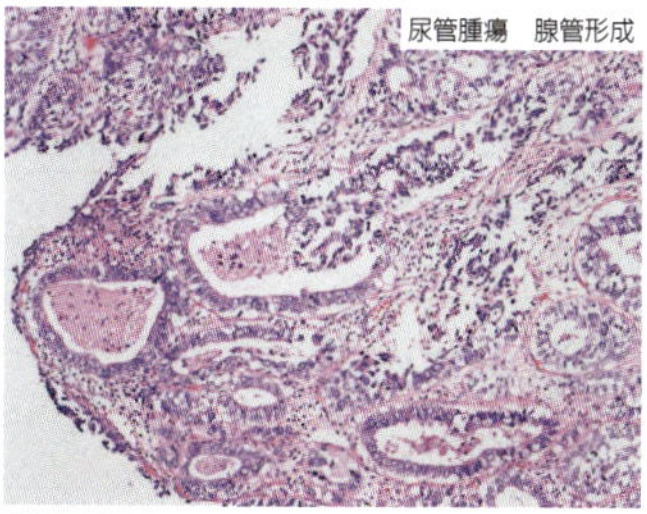

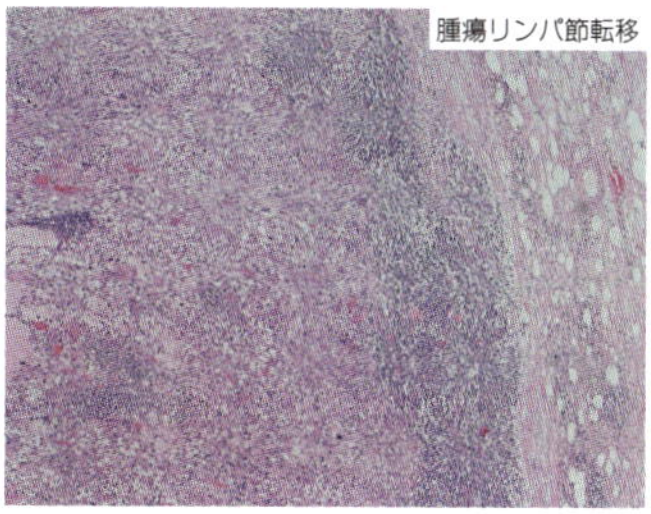

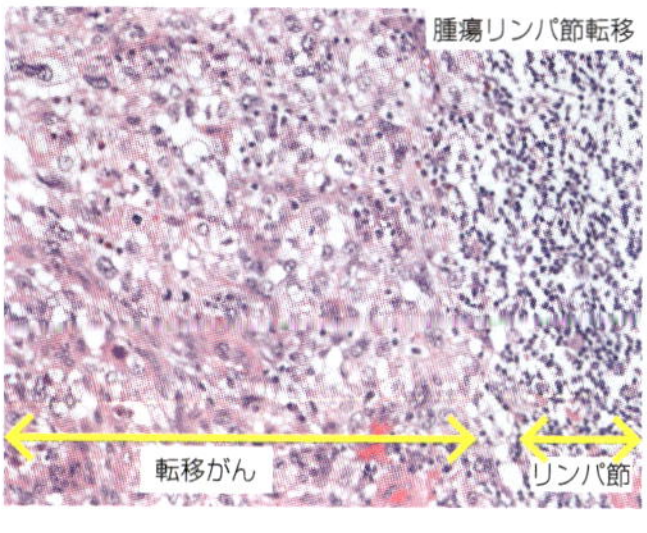

2013年５月　術後組織所見
pT2, G3, INFb, ly1, v0, u-rtis, RMO.
pN1［＃右外腸骨1/2］
胞巣状、索状構造を示す尿路上皮癌の浸潤性増殖を認めます。部位によっては、glandular differentiationやsarcomatoidな像を認めます。筋層を超える浸潤はありません。尿管断端上皮にも上皮内癌の進展があります。19mm台のリンパ節転移を１個認めます。拡張した右腎盂粘膜に悪性像はありません。腎下極には嚢胞が１個みられます。

私の病理組織

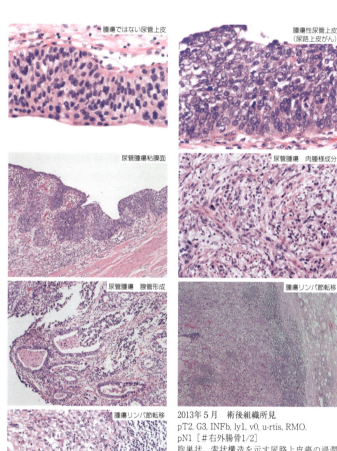

検査および化学療法の経過

2013年	3月8日	背部痛出現　　CT(3/28)
	3月29日	造影CT(胸部～骨盤)　右下部尿管腫瘍(+)、近傍リンパ節転移(+)、水腎症(+)
	4月15日	MRI　骨盤　骨転移(−)
	4月17日	**PET-CT　　陽性：右下位尿管癌(+)　腸骨リンパ節転移(+)**
	5月13日	大学病院入院　　右腎臓尿管、一部膀胱摘出術
	6月17日	大学病院入院　　GCP化学療法　1day投与のみ、低ナトリウム(111)のため中止
	8月19日	MRI　右腸骨稜骨転移(+)
	8月28日	CT(胸腹部)　後腹膜リンパ節転移(+)　右肺上葉転移(+)(径8㎜程度)
	8月30日	骨シンチ　右腸骨骨転移(+)　他の骨転移(−)
	9月3日	化学療法　UFT300mg内服開始　朝100mg　夕200mg
	9月21日	CT(粒子線型とり)
	9月26日	粒子線治療開始　～10/15まで　総線量72grey
	10月4日	**PET-CT　陽性：異常集積(++)**
	10月7日	CT　(粒子線かたとり)
	10月11日	化学療法　ナベルビン開始　　1クール　(20mg×3回)　3週1休
	10月15日	粒子線治療終了　　総線量72grey
	10月22日	膀胱鏡検査：異常なし
	10月23日	CT(胸腹部)
	11月7日	MRI(腰椎ヘルニア)
	11月8日	**PET-CT　陽性：異常集積(+)**
	11月15日	ナベルビン　2クール　(20mg×2回・15mg×1回)
	12月6日	MRI(腰・リンパ)
	12月20日	エコー検査　ナベルビン　3クール(20mg×2回・15mg×1回)

2014年	1月17日	ナベルビン　4クール(20mg×2回・15mg×1回)
	1月29日	**骨シンチ　弱陽性：右腸骨転移病巣　異常集積(+)**
	1月30日	造影CT・エコー検査：転移病巣の縮小・硬化 膀胱鏡：異常なし
	2月14日	ナベルビン　5クール(20mg×2回・15mg×1回)
	3月6日	エコー検査
	3月14日	ナベルビン　6クール(20mg×2回)
	4月9日	エコー検査
	4月11日	ナベルビン　7クール(20mg×1回・15mg×2回)
	5月8日	**PET-CT　陽性：腸骨リンパ節異常集積(+)**
	5月9日	ナベルビン　8クール(10mg×1)
	5月10日	エコー検査　後腹膜リンパ節増大(++)
	5月13日	UFT休薬　ナベルビン休薬
	5月19日	K病院入院　　造影CT　腸骨リンパ節増強(++)
	5月20日	動注療法　ⅡC-1（カルボプラチン10mg　タキソテール20mg　ジェムザール100mg)
	5月22日	放射線治療開始
	5月27日	化療ⅡC-2（カルボプラスチン10mg　ジェムザール50mg)　放射線④
	6月3日	エコー検査　化療ⅡC-3(ジェムザール25mg　タキソテール10mg)　放射線⑨
	6月9日	化療ⅡC-4(ジェムザール25mg　タキソテール10mg　パラプラチン5mg)　放射線⑬
	6月1日	腹部エコー
	6月16日	化療ⅡC-5(ジェムザール25mg　タキソテール10mg　パラプラチン5mg)　放射線⑱
	6月17日	腹部エコー
	6月23日	化療ⅡC-6(ジェムザール50mg　タキソテール10mg　パラプラチン5mg)　放射線㉓
	6月24日	腹部エコー
	6月25日	放射線治療終了　総線量　50grey(25回)
	8月1日	K病院受診　CT　エコー　化療ⅢC-1(ジェムザール50mg　タキソテール20mg)ミルセラ100

	8月14日	化療ⅢC-2(ジェムザール50mg　タキソテール20mg)
	8月29日	化療ⅢC-3(ジェムザール75mg　タキソテール20mg)
	9月6日	エコー検査
	9月12日	化療ⅢC-4(ジェムザール50mg　タキソテール10mg)
	9月26日	化療ⅢC-5(ジェムザール75mg　タキソテール20mg)
	9月26日	コーヒー浣腸開始
	10月3日	**PET-CT　陰性：転移病巣の異常集積(ー)**
	10月10日	化療ⅢC-6(ジェムザール75mg　タキソテール20mg)
	10月24日	コーヒー浣腸中止　肝機能悪化のため
	10月24日	化療ⅢC-7(ジェムザール50mg　タキソテール10mg)
	11月7日	化療ⅢC-8(ジェムザール50mg　タキソテール15mg)
	11月21日	化療ⅢC-9(ジェムザール50mg　タキソテール15mg)
	12月5日	化療ⅢC-10(ジェムザール50mg　タキソテール15mg)
	12月19日	化療ⅢC-11(ジェムザール50mg　タキソテール20mg)
	12月25日	K病院受診　エコー検査　膀胱鏡(異常なし)
2015年	1月9日	化療ⅢC-12(ジェムザール50mg　タキソテール15mg)
	1月23日	化療ⅢC-13(ジェムザール50mg　タキソテール20mg)
	2月6日	化療ⅢC-14(ジェムザール50mg　タキソテール10mg)
	2月11日	エコー検査
	2月20日	化療ⅢC-15(ジェムザール50mg　タキソテール10mg)
	3月4日	**PET-CT　陰性：転移病巣の異常集積(ー)**

	3月6日	化療ⅢC-16(ジェムザール　50mg　タキソテール10mg)
	3月20日	右腸骨部腫瘤のため一時化療中止(右腸骨部膨隆8cm×2.5cm　腹囲87cm)
	4月3日	化療再開　ⅢC-17(ジェムザール50mg　タキソテール10mg)
	4月17日	化療　ⅢC-18(ジェムザール50mg　タキソテール10mg)
	5月1日	化療　ⅢC-19(ジェムザール50mg　タキソテール10mg)
	5月6日	エコー検査
	5月8日	粒子線照射後軟部腫瘤バイオプシー　　繊維腫
	5月15日	化療　ⅢC-20(ジェムザール50mg　タキソテール10mg)
	6月5日	化療　ⅢC-21(ジェムザール50mg　タキソテール10mg)
	6月19日	化療　ⅢC-22(ジェムザール25mg　タキソテール10mg)
	7月3日	化療　ⅢC-23(ジェムザール25mg　タキソテール10mg)
	7月17日	化療　ⅢC-24(ジェムザール25mg　タキソテール10mg)
	7月29日	エコー検査　　異常所見(ー)
	7月31日	化療　ⅢC-25(ジェムザール50mg　タキソテール10mg)　終了

ゲルソン食事療法で食べて良い食品、禁止食品

〈禁止食品〉

塩　白砂糖　全ての油脂類　肉　卵　魚　牛乳　大豆および大豆製品　白い小麦粉　白米　水道水　コーヒー　たばこ　アルコール　お茶　チーズ　バター　ココア　チョコレート　キャンディ　アイスクリーム　菓子　ナッツ類　茸　漬け物　きゅうり　パイナップル　全ての水分の多い液果類　アボカド　缶詰　保存食品　硫黄で漂白したえんどう豆　レンズ豆　豆類　冷凍食品　燻製や塩漬けの野菜　乾燥または粉にした食品　缶、びん詰のジュース　塩の同類品（とくに重炭酸ナトリウム）　強いスパイス（なま、または乾燥した薬草はＯＫ）　毛染め薬

注）　野菜を主体とした食事でも、食欲が保たれていれば、低タンパク、栄養不足になることは少ない。

〈治療開始後6～12週間後に加えてもよい食材〉

ポットチーズ、スキムミルクでつくった低脂肪ヨーグルト、バター・ミルクは少量となっている。

〈時には摂ってよい食材〉

玄米　ポップコーン　山芋　サツマイモ　バナナ　メープルシロップ　蜂蜜　未精製黒

砂糖

黒蜜は1日小さじ2杯までとしている。私は山芋、サツマイモ、メープルシロップ、蜂蜜、黒糖は摂取量を抑えてはいるが日々楽しんでいる。イチゴとバナナは農薬汚染が深刻。ゾウムシ、アリの侵入を防ぐため、バナナ周辺には石灰や農薬が撒かれている。青く硬いうちに栽培するため、ガスで蒸して着色してある。美味しいけれども、栽培から人工熟成まで、怖い話をたくさん聞いてからはほとんど食べていない。

〈摂ってよい食材〉

果物　葉菜類　根菜類などの絞りたてのジュース　自然な形あるいは細かく砕いた形で食べる大量のなまの果物と野菜　新鮮な野菜　果物のサラダ　野菜自身の水分だけで水を加えずに煮た野菜シチューや付合せのコンポート　シチューにした果物やじゃがいもオートミール　ヒポクラテススープ　塩抜きのライ麦パン

有機・無農薬が基本とはいえ簡単ではない。どこまで信じるかの問題はあるが、幸い、日本には有機野菜のネットワークがあるので利用している。私は、ニンジンもリンゴも、この野菜なら安心と思えるまでには時間がかかった。

法三段階ラダー

近似ゲルソン療法：B	簡易ゲルソン療法：C
進行がんで、化学療法や放射線療法などの治療中または1年以内に治療を経験している。要支援だが、歩行、摂食、排泄は自立している。	がん患者だが、普通の日常生活は出来る。制限はあるが仕事もできる。
大幅減塩（1～3g未満/日）	減塩（6g未満/日）
×	原則禁（年に数回少量）
×	納豆は可。以外は少量
×	原則禁（年に数回少量）
×	原則禁（年に数回少量）
2回/週以下（刺身が原則）	1回/日以下（できれば刺身）
ときどき可	制限なし
原則×　消化力が高い場合は少量可	制限なし
原則禁（年に数回少量）	20g以下/日
ハーブティー、少量のコーヒー	菓子類、清涼飲料水は精白糖が多いので原則禁（年に数回少量）。
ニンジンジュース120～170ml3杯以下 リンゴ+ニンジン同5杯 青菜ジュース同4杯 オレンジジュース1杯 （消化できるようなら、1回量を増やして回数を減らしても可）	リンゴ+ニンジン3回 青菜ジュース3回 （1回400ml程度）
毎食（潰す程度で良い）	最低2食/日以上
毎食・間食（ほぼ主食に）1食は玄米やライ麦塩なしパンでも可。	玄米、ライ麦・全粒粉パンで代用可。
亜麻仁油など植物性オメガ３のみ	原則的にオメガ３（魚由来も可）
スプラウト系以外は全て可	原則制限なし　生野菜を多く摂る
原則制限なし　生が良いがドライも可	原則制限なし
原則禁（病状に応じてカリウム溶液や消化酵素剤などは可）	必要なし
原則禁（化学療法経験者は肝機能に注意）	必要なし（行う場合肝機能に注意）
煮る、焼く、蒸す	煮る、焼く、蒸す
ハーブ類+昆布、しいたけ、時に魚系だし	制限なし　刺激物は控える

ゲルソン食事療

		純粋ゲルソン療法：A
	適応	進行がんで化学療法や放射線療法などの治療を1年以上受けていない、要介護状態（なんとか飲み込める。入院が必要な状態。）
制限があるもの	塩	断塩（1g未満/日）
	肉・卵・乳製品	×
	豆・大豆製品	×
	精白糖・精白製品	×
	動物性油脂、オメガ6植物油（含ショートニング、マーガリン）	×
	魚類	×（高齢者、小児は3ヵ月以降は可）
	甘い香りの強い果物（ベリー類など）	×
	キノコ・こんにゃく類	×
	アルコール	×
	嗜好品	ハーブティーのみ
摂取すべきもの	野菜ジュース（1日）	ニンジンジュース120～170ml3杯以下 リンゴ+ニンジン同5杯 青菜ジュース同4杯 オレンジジュース1杯 （最大で2L程度）
	ヒポクラテススープ	毎食（ムーランで濾す）
	オートミール粥	毎食・間食
	オメガ3脂肪酸	亜麻仁油など植物性オメガ3のみ
	葉・実野菜（豆除く）	スプラウト系以外は全て可
	果物	ベリー類など制限果物以外は可
その他	ゲルソン・サプリ	カリウム溶液ほか推奨どおり
	コーヒー浣腸	推奨通り行う（3回～5回/日）
	調理法	煮る、焼く、蒸す
	調味料	原則禁　低刺激のハーブ類

＊食材はすべて無添加、無漂白、オーガニック認証が原則だが、入手困難な場合でも、とくに野菜は摂らないより摂った方が良い。
＊水は蒸留水またはミネラルウォーター
＊厳密性にこだわって食事療法をしないよりは、簡易ゲルソン療法からでも良いので取り組んだ方が良い。

ゲルソン食事療法三段階ラダーの使い方

私が作成した三段階ラダー（前頁）を参考にし、自分なりのゲルソン食事療法を組み立ててほしい。A列から始めるのが理想だが、これは現実的ではない。A列、B列、C列の並びにこだわる必要はない。B列あるいはC列を中心にして、項目によってA列や他の列の要素を組み合わせて良い。あまり厳密な区分でなく、自分が実行可能なゲルソン食事療法を作って、まず、始めていただきたいと思う。完璧を目指したら、始められないし、すぐ挫折する。自分でできるがん治療の第一歩は食事療法だ。難しいことを考えずに、とにかく始めることが肝要だ。

あとがき

　正直なところ、自分の闘病記を出版できる日が来るとは思ってもいなかった。しかも、病床ではなく、元気に仕事が出来る状態で、この日を迎えられるとは夢のようである。

　闘病記を残したい思いはあっても、体調が悪い時に、理路整然とした文章が書けるはずもなく、とにかく今の状況を書いておかねばと、ブログを書き綴った。読み返す中で、赤裸々な表現に、自分で驚くこともあったし、忘れていた記憶が蘇えることもあった。

　自分が助かったのには、理由がある……そういう分析的な視点で、見直すことができるようになったのは、闘病記としての形が整って、まもなく脱稿という今になったからだ。もちろん、この本の中に書いたことは、すべて私自身が取り組んできたことだ。ただ、振り返って冷静に分析すると、転機となった気づきがあり、さらに、幸運に恵まれたことは間違いない。

　私は、発病当初、それまでの生き方と同じように、ひたすら逃げる理由を探した。一緒に騒いでくれる妻や家族がいないこと、病院を息子に譲ったこと、愛犬を亡くしたことまで、自分以外のせいにして、他力がないことを嘆いていた。しかし、水腎症の痛みがきて、逃げられないことを悟った時、現実を変えることができるのは自分だけだと、強い信念が湧いてきた。世話をしてくれる人を頼み、低ナトリウムになってしまった大学病院も自分から申し出て退院した。低用量化学療法をしてくれる医師を探し、粒子線治療ができる施設を探し、ゲルソン療法を本で学んで、実践できる体制を整えた。

この気付きは、間違いなく、助かる道への第一歩になった。しかし、いくつかの幸運にも恵まれた。

病気について言えば、脳や膵臓、肝臓といった代わりのない臓器のがんではなかった。幸運なことに、消化器への転移もなかったので、食べることができた。だから、骨転移を粒子線治療で徹底的に叩くと同時に、体質改善を目的とした食事療法に取り組むことができた。

妻を亡くし、孤独のどん底を体験したことは、発病の大きなきっかけになったと思うが、妻がいない代わりに、身の回りの世話や食事の世話を、お願いできる体制を作ることができた。これには、とても助かった。世話をする人に遠慮があっては、生きられない。そういう意味で、粒子線治療に郡山まで行き、療養の世話をする人を雇える、経済的な余裕があったことは、事実として助かる条件だったたと思う。

一方で、心が折れそうな時、励まし、支えてくれる人に恵まれたことも幸運だった。

最後に、出版にあたってここに実名表記を許可してくれた、鞆の後輩医師、藤井クリニック宮阪實、私の主治医、呉の病院を定年退職後、明神館クリニック光畑直喜、ヘリ旅行の友、坂本一夫、私の旧友たち、そして闘病を支えてくれるすべての人びとに感謝しつつ筆を置きたい。

二〇一七年九月

大田浩右

〈著者略歴〉

大田浩右（おおた・こうすけ）

１９３８年、岡山市にて出生。岡山大学医学部卒業および同大学院修了（医学博士）。日本脳神経外科学会専門医。

１９７６年、大田記念病院を開設。２００６年、明神館クリニックを開院。現在に至る。

２０００年～２０１２年、岡山大学医学部医学科臨床教授。

大田式ＣＴ画像電送装置による広域救急医療ネットワークシステムの構築に対し、日本医師会最高優功賞受賞。臓器移植対策推進功労者として、厚生大臣感謝状、腎移植の学術的貢献に対し、Congress of Cell Transplant Society 学会賞受賞。

著書に『わかりやすいＭＲアンギオグラフィ基礎から臨床まで』（日本アクセル・シュプリンガー出版㈱）『私のてんかん外来　入門ハンドブック』『私のめまい外来 増える脳過敏性めまい』『慢性愁訴の治療革命　脳過敏症』『Cephalic hypersensitivity syndrome-A revolutionary approach to healing chronic illness syndrome』（（一財）渋谷長寿健康財団）などがある。

進行《しんこう》がん
ステージ4でも怖《こわ》くない

二〇一七年一一月七日　第一刷発行

著　者　大田浩右
発行者　藤田美砂子
発行所　時空出版株式会社
〒112-0002　東京都文京区小石川四-一八-三
電話　東京〇三(三八一二)五三一三
印刷・製本　モリモト印刷(株)
ISBN978-4-88267-066-7